Hung Nguyen Ngoc

Przegląd i Osteotomia miednicowa zygzakiem

Hung Nguyen Ngoc

Przegląd i Osteotomia miednicowa zygzakiem

Dysplazja rozwojowa bioder u dzieci

Wydawnictwo Bezkresy Wiedzy

Imprint
Any brand names and product names mentioned in this book are subject to trademark, brand or patent protection and are trademarks or registered trademarks of their respective holders. The use of brand names, product names, common names, trade names, product descriptions etc. even without a particular marking in this work is in no way to be construed to mean that such names may be regarded as unrestricted in respect of trademark and brand protection legislation and could thus be used by anyone.

Cover image: www.ingimage.com

Publisher:
Wydawnictwo Bezkresy Wiedzy
is a trademark of
International Book Market Service Ltd., member of OmniScriptum Publishing Group
17 Meldrum Street, Beau Bassin 71504, Mauritius

Printed at: see last page
ISBN: 978-620-0-81245-2

Treść

Rozdział 1. WPROWADZENIE

Rozdział 2. DIAGNOSTYKA i ZARZĄDZANIE

Przegląd i osteotomia perełkowa zygzakiem połączona z alergią włóknistą na dysplazję rozwojową bioder u dzieci

Nguyen Ngoc HungHanoi
Medical University
Wojskowa Akademia Medyczna, Pediatryczny Oddział Ortopedyczny - Państwowy Szpital Pediatrii, Dong Da District, Ha NoiVietnam

Rozdział 1. WPROWADZENIE

Rozwojowa dyslokacja biodra (DDH - Developmental Dislocation of the Hip)

Biodro jest przegubem typu "ball-and-socket". W normalnym stawie biodrowym kula w górnej części kości udowej ściśle przylega do nasady, która jest częścią dużej kości miednicowej. U niemowląt i dzieci z dysplazją rozwojową stawu biodrowego (DDH) staw biodrowy nie uformował się w sposób normalny. Piłka jest luźna w muszli i może łatwo ulec zwichnięciu.

Chociaż DDH jest najczęściej obecna przy urodzeniu, może również rozwijać się w pierwszym roku życia dziecka. Najnowsze badania pokazują, że dzieci, których nogi są ciasno obracane z wyprostowanymi biodrami i kolanami, są szczególnie narażone na ryzyko rozwoju DDH po urodzeniu. W związku z rosnącą popularnością tej metody, ważne jest, aby rodzice nauczyli się bezpiecznie obracać niemowlęta i zrozumieli, że niewłaściwe obracanie może prowadzić do takich problemów jak DDH.

Termin "wrodzone zwichnięcie biodra" pochodzi z czasów Hipokratesa. Choroba ta, zwana również dysplazją biodrową lub dysplazją rozwojową biodra (DDH), jest rozpoznawana i leczona od kilkuset lat. W szczególności Ortolani, włoski pediatra na początku XIX w., ocenił, zdiagnozował i rozpoczął leczenie dysplazji stawu biodrowego. Galeazzi dokonał później przeglądu ponad 12.000 przypadków DDH i zgłosił związek między widocznym skróceniem zgiętej kości udowej i zwichnięciem biodra. Od tego czasu dokonał się znaczący postęp w ocenie i leczeniu DDH [1-5].

Definicja DDH nie jest powszechnie uzgodniona. Zazwyczaj termin DDH jest używany w odniesieniu do pacjentów urodzonych ze zwichnięciem lub niestabilnością stawu biodrowego, które mogą następnie spowodować dysplazję stawu biodrowego. Mówiąc szerzej, DDH można zdefiniować po prostu jako nieprawidłowy wzrost biodra. Nieprawidłowy rozwój biodra obejmuje struktury kostne, takie jak panewka i kość udowa proksymalna, a także labrum, kapsułka i inne tkanki miękkie. Stan ten może wystąpić w każdej chwili, od poczęcia do dojrzałości szkieletowej. Autor woli używać terminu dysplazja biodrowa, uważając, że jest on zarówno prostszy, jak i bardziej dokładny. Na całym świecie zaburzenie to nadal nazywane jest wrodzonym zwichnięciem stawu biodrowego.

Bardziej szczegółowe terminy są często używane do dokładniejszego opisania warunku; są one zdefiniowane w następujący sposób:

- Podwichnięcie - Niepełny kontakt między powierzchniami stawowymi głowy kości udowej i panewki
- Zwichnięcie - całkowita utrata kontaktu między powierzchnią stawową głowy kości udowej a panewką
- Niestabilność - Zdolność do podwichnięcia lub zwichnięcia biodra przy biernej manipulacji.
- Zwichnięcie teratologiczne - Przedporodowe zwichnięcie biodra

Wczesna diagnoza

Wczesna diagnoza najważniejszego aspektu leczenia dzieci z DDH. Zastosowanie ultrasonografii i innych metod obrazowania diagnostycznego oraz wdrożenie ulepszonych programów edukacyjnych najprawdopodobniej zmniejszy liczbę dzieci z DDH, u których rozpoznanie nastąpi z opóźnieniem. Nowsze, mniej inwazyjne techniki chirurgiczne (np. techniki endoskopowe i chirurgia obrazowa) są opracowywane w celu zmniejszenia zachorowalności na DDH i ułatwienia powrotu do zdrowia.

Historia naturalna - Historia naturalna nieleczonej DDH zależy od wieku chorego i stopnia nasilenia DDH [1-4]. Większość niestabilności bioder u noworodków stabilizuje się wkrótce po urodzeniu, w miarę wzrostu głowy kości udowej i panewki. W badaniach obserwacyjnych zgłaszano wysokie wskaźniki rozdzielczości bez interwencji [5-9]. Barlow zauważył, że 60% bioder, które wykazały niestabilność w badaniu fizykalnym po urodzeniu, ustabilizowało się w pierwszym tygodniu życia, a prawie 90% ustabilizowało się w wieku dwóch miesięcy [5]. W 12. miesiącu życia biodra te były funkcjonalnie i radiologicznie prawidłowe. Podobne wyniki uzyskano w rutynowych badaniach ultrasonograficznych ponad 14 000 niemowląt: 6% miało nieprawidłowości wkrótce po urodzeniu, z czego 90% stało się prawidłowe w 9. tygodniu życia [9].
Niemowlęta i małe dzieci z nieleczoną DDH rzadko wykazują oznaki bólu lub innych ograniczeń. Zwichnięte biodro może dobrze funkcjonować przez wiele lat [4]. Osłabienie mięśni uprowadzacza biodra może spowodować klasyczny wzorzec chodu Trendelenburga. Z czasem może dojść do stopniowego rozwoju upośledzenia czynnościowego, bólu i przyspieszonej degeneracyjnej choroby biodra. Ryzyko tych powikłań nie jest dobrze określone [10]. Chorzy z jednostronnymi zwichnięciami mogą mieć rozbieżność długości nóg, problemy z kolanem ipsilateralnym, skoliozę i zaburzenia chodu. W przypadku zwichnięć obustronnych istnieje ryzyko rozwoju bólu pleców (być może związanego z lordozą).
Dysplazja w zredukowanym stawie biodrowym może być zdiagnozowana przypadkowo, gdy zdjęcie radiologiczne zostanie wykonane z innych powodów. Przebieg kliniczny u pacjentów z taką prezentacją jest zmienny. U małych niemowląt i dzieci nieprawidłowości radiologiczne ulegają z czasem poprawie [10-13]. Po osiągnięciu wieku szkolnego prawdopodobieństwo wystąpienia spontanicznej poprawy jest małe. Chorzy z utrzymującą się dysplazją bez zwichnięć mogą pozostawać bezobjawowi, ale nierzadko w okresie dojrzewania rozwijają się aktywizujące bóle stawów biodrowych lub przedwczesna degeneracyjna choroba stawów w wieku dorosłym. Ból może rozpocząć się wkrótce po osiągnięciu dojrzałości szkieletowej, lub, u kobiet, podczas pierwszej lub drugiej ciąży, lub w okresie menopauzy. U pacjentów w wieku 40-60 lat, u

których występuje choroba zwyrodnieniowa stawów biodrowych, często stwierdza się lekką dysplazję jako przyczynę [14].

Prawidłowy wzrost panewki zależy od prawidłowego wzrostu epifizjologicznego chrząstki trójdzielnej oraz od trzech ośrodków kostnienia zlokalizowanych w panewce łonowej (panewka), ilu (epifiza panewki) i kość kulszowa. Dodatkowo, prawidłowy wzrost panewki zależy od prawidłowego śródmiąższowego wzrostu appositatywnego w obrębie panewki. Obecność kulistej głowy kości udowej w obrębie panewki jest krytyczna dla stymulowania prawidłowego rozwoju panewki. Anatomia zwichniętego biodra, szczególnie po kilku miesiącach, często obejmuje tworzenie się grzbietu zwanego neolimbusem. Zamknięta redukcja jest często nieskuteczna w późniejszym okresie, co jest wtórne do różnych przeszkód w redukcji. Należą do nich: skurcz przywodziciela i ścięgna psoas, rozdarcia więzadła, więzadło panewkowe poprzeczne oraz zwężenie pulwiny i kapsuły. W przypadku długotrwałych zwichnięć, interpozycja labrum może również zakłócać redukcję.

DDH polega na nieprawidłowym wzroście biodra. Uważa się, że rozluźnienie więzadeł jest również związane z dysplazją biodra, choć związek ten jest mniej wyraźny. DDH nie jest częścią klasycznego opisu zaburzeń, które są związane ze znacznym rozluźnieniem więzadeł, takich jak zespół Ehlersa-Danlosa czy zespół Marfana.

Dzieci często mają po porodzie lenistwo więzadłowe, jednak ich biodra nie są zazwyczaj niestabilne; w rzeczywistości zwichnięcie biodra dziecka wymaga dużego wysiłku. Dlatego też, aby spowodować DDH, może być konieczne coś więcej niż tylko zwiotczałe laxity. W chwili urodzenia dzieci białe mają zazwyczaj płytką panewkę [14, 15]; może to zapewnić podatny okres, w którym nieprawidłowe ułożenie lub krótkotrwałe rozluźnienie więzadeł może spowodować niestabilność biodra. Jednak cecha ta nie jest tak prawdziwa jak w przypadku dzieci pochodzenia afrykańskiego, u których wskaźnik DDH jest niższy [16].

Etiologia

Etiologia dysplazji stawów biodrowych nie jest jasna, ale wydaje się, że stan ten jest związany z wieloma różnymi czynnikami [17]. Jednym z takich czynników jest pochodzenie rasowe: W rdzennych Amerykanach i Lapończyków częstość występowania dysplazji stawów biodrowych jest znacznie wyższa (prawie 25-50 przypadków na 1000 osób) niż u innych ras, a częstość ta jest bardzo niska w populacjach południowochińskich i czarnych [18, 19, 20]. Wydaje się również, że istnieje podstawowa dysplazja genetyczna, ponieważ częstość występowania dysplazji stawów biodrowych jest 10 razy większa u dzieci, których rodzice mieli DDH, niż u tych, których rodzice nie mieli [21].

Inne czynniki prawdopodobnie związane z DDH obejmują wewnątrzmaciczne ułożenie i płeć, a niektóre z nich są ze sobą powiązane. Płeć żeńska, bycie pierworodnym dzieckiem i pozycjonowanie w kłębie są związane ze zwiększoną częstością występowania DDH. Szacuje się, że 80% osób z DDH to kobiety [22], a wskaźnik ustawiania się w pozycji "breech" u dzieci z DDH wynosi około 20% (w porównaniu z 2-4% w populacji ogólnej) [23, 24]. W niektórych badaniach częstość występowania DDH u kobiet urodzonych w pozycji siedzącej szacuje się na 1 przypadek na 15 osób [25].

Inne zaburzenia układu mięśniowo-szkieletowego związane z wewnątrzmacicznym nieprawidłowym ułożeniem ciała lub stłoczeniem, takie jak przywodziciel śródstopia i torticollis, zostały zgłoszone jako związane z DDH [26, 27]. Zjawisko oligohydramnozy wiąże się również ze zwiększoną częstością występowania DDH [20, 28]. Lewe biodro jest częściej związane z DDH niż prawe, prawdopodobnie ze względu na wspólne wewnątrzmaciczne położenie lewego biodra względem kości krzyżowej matki, które zmusza je do przyjęcia pozycji przywodzącej [28]. U dzieci w kulturach, w których matka kołysze dzieckiem, zmuszając je do przywodzicielstwa bioder, również występuje większa dysplazja biodrowa [29].

Dysplazja biodrowa może być związana z podstawowymi zaburzeniami nerwowo-mięśniowymi, takimi jak porażenie mózgowe, szpiczakowatość, artrogrypoza i zespół Larsena, chociaż takie przypadki zazwyczaj nie są uważane za DDH.

Epidemiologia

Ogólna częstość występowania DDH jest zwykle zgłaszana jako około 1 przypadek na 1000 osób, chociaż Barlow uważał, że częstość występowania niestabilności stawu biodrowego podczas badań noworodków jest tak wysoka, jak 1 przypadek na 60 noworodków [29]. Według badania Barlowa ponad 60% noworodków z niestabilnością stawu biodrowego osiągnęło stabilizację w wieku 1 tygodnia, a 88% osiągnęło stabilizację w wieku 2 miesięcy, pozostawiając jedynie 12% (z 1 na 60 noworodków, czyli 0,2% ogółem) z pozostałą niestabilnością stawu biodrowego.

Prognoza

Ogólnie rzecz biorąc, rokowanie w przypadku dzieci leczonych z powodu dysplazji stawów biodrowych jest bardzo dobre, zwłaszcza jeśli dysplazja jest leczona w sposób zamknięty. Jeśli leczenie zamknięte nie przynosi oczekiwanych rezultatów i konieczne jest otwarte leczenie, wynik może być mniej korzystny [5], chociaż krótkoterminowy wynik wydaje się być zadowalający. Jeśli do uzyskania redukcji potrzebne są zabiegi wtórne, wówczas ogólny wynik jest znacznie gorszy.

Niektórzy autorzy uważają, że chorzy z obustronną dysplazją biodrową mają gorsze rokowanie ze względu na częste opóźnienia w rozpoznaniu i większe zapotrzebowanie na leczenie [30, 31]. W badaniu porównującym wyniki leczenia dzieci w wieku chodzenia z obustronną dysplazją bioder, które poddano otwartej redukcji i osteotomii miednicy z lub bez osteotomii udowej z wynikami leczenia dzieci w wieku chodzenia z jednostronnie zwichniętymi biodrami, które poddano temu samemu zestawowi zabiegów, wyniki radiologiczne były podobne [32].

W badaniu tym częstość występowania osteonekrozy była wyższa w grupie obustronnej, ale różnicę tę tłumaczono starszym wiekiem w czasie operacji i większym stopniem zwichnięcia biodra przed operacją [33]. Autorzy doszli do wniosku, że wyniki kliniczne po operacji u dzieci z obustronną dyslokacją stawu biodrowego były gorsze głównie z powodu asymetryczności wyników. Dysplazja stawu biodrowego u niemowląt jest najczęściej wykrywana przez lekarzy w czasie badań noworodków, ale u części dzieci dysplazja i zwichnięcie mogą pojawić się po tym czasie. Dlatego też dysplazja biodrowa jest uważana za chorobę rozwojową. Jest ona również trudna do wykrycia, ponieważ dysplazja biodrowa znana jest jako stan "cichy". Nie powoduje ona bólu u niemowląt i zwykle nie przeszkadza im w nauce chodzenia w normalnym wieku.

Dysplazja stawu biodrowego jest nieprawidłowością stawu biodrowego, w której część gniazdowa nie pokrywa w pełni części kulistej, co powoduje zwiększone ryzyko zwichnięcia stawu [33]. Dysplazja biodrowa może wystąpić w momencie urodzenia lub rozwinąć się we wczesnym okresie życia [33]. Niezależnie od tego, nie wywołuje ona zazwyczaj objawów u dzieci w wieku poniżej roku życia [34] **(por. ryc. 1).** Czasami jedna noga może być krótsza od drugiej [33]. Lewa noga jest częściej dotknięta chorobą niż prawa [34]. Powikłania bez leczenia mogą obejmować zapalenie stawów, wiotczenie i bóle w dolnej części pleców [34].

Do czynników ryzyka dysplazji stawów biodrowych należą: historia rodzinna, niektóre praktyki związane z obracaniem się bioder oraz poród z drzewa [34]. Jeśli jeden identyczny bliźniak jest dotknięty chorobą, ryzyko wynosi 40%, a drugi również będzie dotknięty chorobą [34]. Zaleca się przebadanie wszystkich dzieci pod kątem tego schorzenia przez badanie przedmiotowe [3]. Przydatne może być również badanie ultrasonograficzne [34].

Wiele osób z lekką niestabilnością rozwiązuje się bez specjalnego leczenia[34]. W bardziej istotnych przypadkach, jeśli zostaną wcześnie wykryte, wystarczy tylko ortodontyczny [34]. W przypadkach, które zostaną wykryte później, może być konieczne przeprowadzenie zabiegu chirurgicznego i odlewania [34]. Około 7,5% operacji wymiany stawu biodrowego jest wykonywanych w celu leczenia problemów powstałych w wyniku dysplazji stawu biodrowego [34].

Około 1 na 1,000 dzieci ma dysplazję bioder [34]. Niestabilność bioder o istotnym znaczeniu występuje u 1-2% dzieci urodzonych w okresie okołoporodowym [34]. Częściej chorują na nią samice niż samce [33].

Dysplazja bioder została opisana przez Hipokratesa co najmniej już w latach 300. p.n.e. [35].

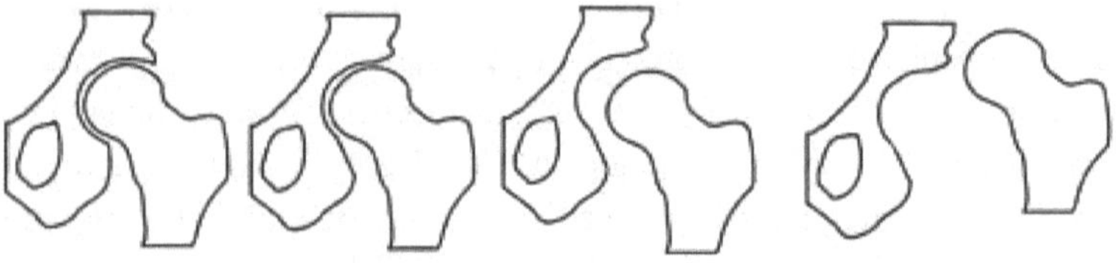

Rysunki 1. Rodzaje niewspółosiowości głowy kości udowej z gniazdem w dysplazji stawu biodrowego. A: Normalne. B: Dysplazja. C: Podwichnięcie. D: Podwichnięcie.

Dysplazja bioder może mieć zakres od ledwo wykrywalnych do poważnie zniekształconych lub zwichniętych. Postać , teratologiczna lub nieredukowalna dyslokacja występuje w bardziej złożonych stanach.

Warunek ten może być dwustronny lub jednostronny:

- W przypadku obu stawów biodrowych mówi się o dysplazji "obustronnej". W tym przypadku niektóre wskaźniki diagnostyczne, takie jak asymetryczne fałdy i nierówności długości nóg, nie mają zastosowania.
- W dysplazji jednostronnej tylko jeden staw wykazuje deformację, strona kontralateralna może wykazywać skutki uboczne [36]. W większości przypadków jednostronnych dysplazja występuje na lewym biodrze.

Jeśli staw jest całkowicie zwichnięty, często tworzy się fałszywa panewka (często wyżej na miednicy) naprzeciwko zwichniętej pozycji głowy kości udowej.

W dysplazji panewki panewka (gniazdo) jest zbyt płytka lub zdeformowana. Kąt środkowo-krawędziowy mierzy się w sposób opisany przez Wiberga. Dwie formy dysplazji udowej to coxa vara, w której głowa kości udowej rośnie pod zbyt wąskim kątem w stosunku do trzonu, oraz coxa valga, w której kąt jest zbyt szeroki.

Rzadki typ, "rodzinna dysplazja bioder Beukes", występuje wśród Afrikanerów, którzy są członkami rodziny Beukes. Głowa kości udowej jest płaska i nieregularna. Choroba zwyrodnieniowa stawów kręgosłupa rozwija się u ludzi we wczesnym wieku.

Dysplazja biodrowa jest uważana za stan wieloczynnikowy. Oznacza to, że w jej występowaniu bierze udział kilka czynników.

Przyczyna tego stanu jest nieznana, jednak niektóre czynniki wrodzonego zwichnięcia bioder wynikają z dziedziczności i pochodzenia rasowego. Uważa się również, że wyższe wskaźniki w niektórych grupach etnicznych (np. w niektórych grupach rdzennych Amerykanów) wynikają z praktyki wirowania niemowląt, która jest znana jako potencjalny czynnik ryzyka rozwoju dysplazji. Jest to również niskie ryzyko u Amerykanów afrykańskich i południowochińskich.

Jako stan nabyty był często związany z tradycją wirowania niemowląt, stosowaniem zbyt restrykcyjnych fotelików dziecięcych, nosidełek i innych metod transportu niemowląt, czy też stosowaniem deski kołyskowej, która blokuje staw biodrowy w pozycji "przylegającej" (pociągnięcie kolan do siebie ma tendencję do wyciągania główkości udowej z gniazdek lub panewek) przez dłuższy czas. Nowoczesne techniki wirowania, takie jak "wirowanie zdrowe biodra", zostały opracowane w celu odciążenia stawów biodrowych spowodowanych tradycyjnymi metodami wirowania.

Inne czynniki ryzyka obejmują poród z drzewa, płeć, genetyka (wywiad rodzinny) [37] i pierworodne [38]. W pozycji zamka głowa kości udowej ma tendencję do wypychania się z gniazda. Wąska macica ułatwia również zwichnięcie stawu biodrowego podczas rozwoju płodu i porodu.

Terminologia

Niektóre źródła wolą "dysplazję rozwojową stawu biodrowego" (DDH) od "wrodzonej dyslokacji stawu biodrowego" (CDH), uznając ten ostatni termin za niewystarczająco elastyczny w opisywaniu różnorodności potencjalnych powikłań [39]. Do dysplazji rozwojowej stawu biodrowego zalicza się Dysplazję i Zwichnięcie stawu biodrowego.

Użycie słowa "wrodzony" może również oznaczać, że stan ten istnieje już w chwili urodzenia. Ta terminologia wprowadza wyzwania, ponieważ staw u noworodka jest uformowany z chrząstki i nadal jest plastyczny, co sprawia, że początek choroby jest trudny do ustalenia.

Nowszy termin DDH obejmuje również dysplazję okultystyczną (np. niedorozwinięty staw) bez zwichnięcia i zwichnięcie rozwijające się po fazie "noworodka".

Termin ten nie jest stosowany konsekwentnie. W ortopedii dziecięcej/neonatalnej używa się go do określenia niestabilnych/rozwiniętych bioder i słabo rozwiniętych panewek. W przypadku osób dorosłych termin ten oznacza biodra z nieprawidłowym prześwietleniem głowy kości udowej lub panewki.

Niektóre źródła wolą termin "dysplazja biodrowa" od DDH, uważając go za "prostszy i dokładniejszy", częściowo ze względu na nadmiarowość powstałą w wyniku stosowania termsów rozwojowych i dysplazji. Typy DDH obejmują podwichnięcie, dysplazję i zwichnięcie. Główne typy są wynikiem albo luźności kapsuły podtrzymującej, albo nieprawidłowej panewki.

Klasyfikacja Crowe

W 1979 roku dr John F. Crowe [40] i inni zaproponowali klasyfikację w celu określenia stopnia deformacji i zwichnięcia. Grupowano od najmniej istotnej dysplazji Crowe I do najbardziej istotnej Crowe IV [40]. Klasyfikacja ta jest bardzo przydatna do badania wyników leczenia.

Zamiast używać kąta Wiberga, ponieważ utrudnia on ilościowe określenie stopnia zwichnięcia, użyli oni 3 kluczowych elementów do określenia stopnia podwichnięcia: Linia odniesienia na dolnej krawędzi "łezki", połączenie głowy kości udowej z szyją odpowiedniego stawu oraz wysokość miednicy (pomiar pionowy). Badali oni przednio-tylne zdjęcia rtg miednicy i rysowali linie poziome przez dolny brzeg elementu zwanego "łezką". Odległość między tą linią a liniami środkowymi połączenia głowy kości udowej i szyi dawała im miarę stopnia podwichnięcia głowy kości udowej. Następnie ustalono, że "normalna" średnica głowy kości udowej miednicy wynosi 20% wysokości miednicy. Jeśli linia środkowa połączenia głowy kości udowej z szyją wynosiła więcej niż 10% wysokości miednicy powyżej linii odniesienia, uważali, że staw był przemieszczony o więcej niż 50%.

Wynikiem były następujące typy:

Klasa Crowe	Zwichnięcie	Opis
Klasa 1	<50% podluksji	kość udowa i panewka wykazują minimalne zaburzenia rozwoju
Klasa 2	50 - 70% podluksja	panewka wykazuje nieprawidłowy rozwój, głowa kości udowej przegubuje się z fałszywą panewką, która częściowo zakrywa prawdziwą panewkę
Klasa 3	70 - 100% podluksja	panewka jest rozwijana bez dachu
Klasa 4	>100% podluksacja (luksacja)	panewka jest wadliwa, ale pozostaje rozpoznawalna

Cechy kliniczne

Cechy kliniczne DDH zależą od wieku dziecka i stopnia nasilenia nieprawidłowości. Spektrum objawów waha się od niestabilności w badaniu noworodka, przez subtelne, ograniczone porwania u niemowlęcia, asymetryczny chód u malucha, do bólu związanego z aktywnością fizyczną u nastolatka, do zapalenia kości i stawów u dorosłego. Im wcześniej zostanie wykryta DDH, tym prostsze i skuteczniejsze leczenie.

Historia.

Historia powinna koncentrować się na czynnikach ryzyka. Najważniejszymi czynnikami, które należy zidentyfikować, są: ułożenie drzew, płeć żeńska i historia rodzinna DDH. Inne czynniki, które należy wziąć pod uwagę, to m.in. kolejność porodu i nieprawidłowości mięśniowo-szkieletowe związane z ciasnym opakowaniem wewnątrzmacicznym (np. torticollis i przywodziciel śródstopia).

Egzamin.

Badanie bioder powinno być wykonywane podczas każdej wizyty kontrolnej, aż do momentu, gdy dziecko będzie normalnie chodzić (zazwyczaj do drugiego roku życia). Ważne jest, aby podczas każdej wizyty wyjaśnić rodzicom przebieg badania biodrowego i udokumentować jego wyniki.

Przegląd .

Istotne wyniki badania DDH różnią się w zależności od wieku. Najważniejszymi aspektami badania dla placówki podstawowej opieki zdrowotnej są badanie niestabilności noworodka i zakresu ruchu u starszego dziecka.

Niestabilność bioder .

Techniki badania fizykalnego w celu wykrycia niestabilności bioder zostały pierwotnie opisane przez Ortolaniego, Colemana i Barlowa. Wszystkie te badania są podobne do siebie, przy użyciu przywodzenia i ucisku tylnego w celu wyczucia zwichnięcia, oraz uprowadzenia i uniesienia w celu zmniejszenia. Odczucie zwichnięcia lub redukcji jest wyraźne i najlepiej opisuje się je jako "szarpnięcie" lub "brzęk". Odczucie to różni się od łagodnego podskakiwania stawów lub pękania ścięgien. Określenie "kliknięcie biodrem" jest mylące i należy go unikać.

Każde biodro powinno być badane indywidualnie pod kątem niestabilności. Badanie powinno mieć miejsce, gdy niemowlę jest spokojne i nie płacze. Niemowlę powinno być badane na stabilnej powierzchni w pozycji leżącej na plecach, przy zgiętym stawie biodrowym do 90° i przy neutralnej rotacji.

Udo powinno być chwytane luźno indeksem egzaminatora i środkowym palcem wzdłuż większego trochantera i kciukiem na wewnętrznym udzie. Biodro jest delikatnie przylegające i uciskane z tyłu. Jeśli biodro jest zwichnięte, ruch do tyłu i wyczuwalna klamra mogą być wykryte, gdy głowa kości udowej wychodzi z panewki ("szarpnięcie wyjścia" opisane przez Colemana). Podwichnięte biodro charakteryzuje się ruchem posuwisto-zwrotnym lub uczuciem rozluźnienia.

Bez względu na to, czy występują nieprawidłowości z uciskiem tylnym, czy też nie, biodro jest następnie delikatnie uprowadzane podczas podnoszenia nogi do przodu. Jeśli biodro jest zwichnięte, manewr ten może je zredukować i towarzyszy mu wyczuwalna klamra.

Manewry należy powtórzyć kilka razy i porównać je z bokiem przeciwnym. Nieprawidłowy wynik może być powtarzalny lub nie, ale jeśli jest odczuwalny, wyczuwalny klin jest charakterystyczny i powinien być uznany za pozytywny wynik. Nierzadko zdarza się, że zauważalne są wysokoprzecinkowe wyskakiwania lub kliknięcia, bez wrażenia ruchu lub kłębka redukcji. Dźwięki te nie są związane z dysplazją bioder.

Połączenie tych manewrów ma wysoką specyficzność (szacowaną na około 98 do 99 procent) w wykrywaniu niestabilności bioder. Czułość ta jest różna w zależności od umiejętności egzaminatora i liczby przeprowadzanych badań; zwiększa się ona w doświadczonych rękach w zakresie od 87 do 99 procent.

Asymetria

Pozorne skracanie się jednej kości udowej jest ważną oznaką jednostronnego zwichnięcia. Stwierdzenie to jest wynikiem testu Galeazziego (nazywanego również testem Allisa lub Perkinsa) przeprowadzonego na niemowlęcej grzbiecie, biodrach zgiętych do 90°, kolanach zgiętych, a stopach płasko na płaskiej powierzchni i obok siebie, z piętami każdej stopy w aplikacji na pośladki. W tej pozycji kolana znajdują się zazwyczaj na tym samym poziomie. W przypadku zwichnięcia jednostronnego głowa kości udowej jest przemieszczana do tyłu, a kolano ipsilateralne jest niższe niż drugie kolano. Pozytywny wynik testu Galeazziego nie jest specyficzny dla DDH i należy rozważyć inne przyczyny wrodzonej różnicy w długości kości udowej (np. hemihypertrofia, hipoplazja udowa, coxa vara).

Asymetria fałdów skórnych pachwinowych, udowych i pośladkowych może być wskazówką do rozpoznania DDH. Wynik ten jest wrażliwy, ale

nie swoisty dla DDH, ponieważ asymetria jest obecna u około 24% wszystkich niemowląt.
U dziecka, które chodzi, asymetria chodu może stanowić wskazówkę do jednostronnego DDH. Nieprawidłowa asymetria chodu jest zazwyczaj spowodowana rozbieżnością długości nóg, co powoduje zmiany w chodzie, takie jak chód na palcach po dotkniętej stronie.

Zakres ruchu

Gdy niemowlę jest na plecach, a miednica ustabilizowała się, powinno być możliwe uprowadzenie biodra do >75°, a biodro do 30° powyżej linii środkowej. U dziecka w wieku powyżej trzech miesięcy ograniczenie uprowadzenia (<45°) jest najbardziej wiarygodnym objawem DDH. W jednym z przeglądów 683 niemowląt starszych niż trzy miesiące jednostronne ograniczone uprowadzenie do stawu biodrowego było obecne u 69% niemowląt z nieprawidłową ultrasonografią, a nieobecne u 54% z prawidłową ultrasonografią.

Dwustronne DDH

Dwustronna DDH jest szczególnie trudna do zidentyfikowania, ponieważ brak jest asymetrii]. Testy na niestabilność są przydatne u młodszych niemowląt, ale zwichnięte biodra stają się w końcu nieredukowalne. Wyniki badań w kierunku obustronnie zwichniętych bioder obejmują poszerzenie krocza, symetryczne, ograniczone uprowadzenie oraz krótkie odcinki uda w stosunku do wielkości dziecka. Kiedy dziecko zaczyna chodzić, hiperlordoza i kołyszący się chód Trendelenburga są klasycznymi wynikami badań.

Zwichnięcie.

Test Klisica może być przydatny do wykrycia zwichniętego biodra. Wykonuje się go poprzez umieszczenie palca wskazującego na przednio-przednim kręgosłupie biodrowym, a środkowego na większym trochanterze. Wyimaginowana linia pomiędzy tymi dwoma punktami powinna być skierowana w kierunku lub powyżej pępka. W przypadku zwichnięcia biodra, linia ta będzie przebiegać poniżej pępka.

Dysplazja bez zwichnięć

Dysplazja bez zwichnięć zazwyczaj nie ma żadnych wyników klinicznych. Zwykle stwierdza się ją incydentalnie podczas wykonywania zdjęć radiologicznych z innych powodów (np. zdjęcie radiologiczne jamy brzusznej w celu oceny niedrożności jelit) lub w celu oceny związanego z aktywnością bólu biodra u nastolatka. Dysplazja może przyczynić się do przedwczesnej choroby zwyrodnieniowej stawów biodrowych w wieku dorosłym, z gorszą dysplazją prowadzącą do wcześniejszego wystąpienia.

Ustalenia dotyczące poszczególnych grup wiekowych

Istotne wyniki badania DDH różnią się w zależności od wieku:

- U niemowląt ważna jest ocena stabilności i zakresu ruchu bioder. Kolejnym ważnym ustaleniem jest asymetria długości ud (choć nie występuje u niemowląt z obustronnym zwichnięciem).
- Często o cztery do sześciu tygodni, a zwykle o trzy miesiące, luźne biodro stabilizuje się, a testy na niestabilność mają niewielką wartość.
- Po trzech miesiącach życia, ograniczonym uprowadzeniu, widocznej różnicy w długości uda i teście Klisica są lepszymi wskaźnikami DDH niż niestabilność.
- U starszych dzieci z jednostronną DDH osłabienie nosicieli bioder po stronie dotkniętej chorobą może wskazywać na dodatni wynik testu nachylenia miednicy Trendelenburga (niemożność utrzymania miednicy w pozycji poziomej podczas stania na nodze ipsilnej).

Leczenie wcześnie

Dysplazja stawów biodrowych prezentuje prawie doskonałą równowagę pomiędzy zapaleniem stawów, problemami ruchowymi/ruchowymi i bólem związanym z wadą rozwojową, a zapaleniem stawów, problemami ruchowymi/ruchowymi i bólem, który jest, tak często jak nie w umiarkowanych i ciężkich przypadkach, zadawany przez samo leczenie.

Jednakże, biorąc pod uwagę bardzo realną możliwość wystąpienia wiotkiego, stałego i/lub osłabiającego bólu, skomplikowanego leczenia i upośledzenia ruchomości w późniejszym okresie życia, wskazane jest staranne monitorowanie rozwoju, a wczesna interwencja jest często najlepszym rezultatem. Najgorszą możliwą konsekwencją braku leczenia jest wczesne rozwinięcie się zapalenia stawów, czasami nawet w wieku nastoletnim. Wszystkie zabiegi mają na celu opóźnienie pojawienia się zapalenia stawów, ale żadne leczenie nie jest w pełni skuteczne w unikaniu go; a wszystkie dostępne zabiegi niosą ze sobą ryzyko spowodowania równoważnych szkód. Niestety, badania nie były jeszcze w stanie znaleźć metody przewidywania wyników w chirurgicznym/ortopedycznym leczeniu tego stanu u niemowląt i małych dzieci lub chirurgicznym leczeniu tych wczesnych zabiegów negatywnych wyników w późniejszym okresie życia (takich jak zapalenie stawów, martwica naczyń krwionośnych, zapalenie kaletki tchawicy i ostrogi kostne do 2 cm po prostu przyśrodkowy punkt wstawienia gluteus maximus na większej trochanter z powodu nadmiernego tarcia).

Uprzęże, odlewy i trakcja

Wczesne dysplazje stawów biodrowych można często leczyć za pomocą uprzęży Pavlik (patrz zdjęcie) lub poduszki/szlakier Frejka w pierwszym roku życia, zwykle z normalnymi wynikami (**por. rys. 2**) .

Leczenie noworodka

Uprząż Pavlik

Uprząż Pavlik jest używana dla wszystkich stopni dysplazji stawów biodrowych u normalnych noworodków. Urządzenie to ewoluowało jako jasna metoda leczenia niemowląt z dysplazją lub zwichnięciem stawu biodrowego i zostało przyjęte jako standard leczenia na całym świecie [35, 36, 41- 49]. Chociaż dostępne są inne aparaty ortodontyczne [37], nie zapewniają one elastyczności stosowania i nie utrzymują skutecznie bioder w fizjologicznej pozycji zgięcia i uprowadzenia.

W latach 50. Arnold Pavlik z Czechosłowacji napisał pięć artykułów na temat dysplazji stawu biodrowego, jego uprzęży, jej zasad i wyników [38, 50-56]. Zgłosił 1912 chorych, u których stwierdzono 85% dobrych wyników w przypadku zwichnięcia bioder i 2,8% w przypadku martwicy naczyniowej.

Uprząż Pavlik składa się z pasa piersiowego, ramiączek oraz przednich i tylnych pasów strzemiączkowych, które utrzymują biodra w stanie zgięcia i uprowadzenia, jednocześnie ograniczając ich rozciąganie i uprowadzenie. Ruch kopiący dozwolony w "pozycji ludzkiej" rozciąga skurczone przywodziciele bioder, sprzyja spontanicznej redukcji zwichniętych bioder oraz sprzyja rozwojowi panewek. Urządzenie to powinno być używane do leczenia noworodków ze zwichniętymi lub przemieszczonymi biodrami. Niemowlęta pomiędzy 1 a 9 miesiącem życia z dysplazją, podwichnięciem lub zwichnięciem stawu biodrowego również łatwo radzą sobie z uprzężą Pavlik.

Pieluszki uprowadzeniowe powinny być stosowane wyłącznie w przypadku bioder zagrożonych wyginięciem lub bioder zidentyfikowanych jako niestabilne w żłobku noworodka w okresie poprzedzającym rozpoczęcie ostatecznego leczenia uprzężą Pavlik w gabinecie.

Stosowanie uprzęży Pavlik jest przeciwwskazane w przypadku znacznego zachwiania równowagi mięśniowej, jak w przypadku mielomeningocele (poziom czynnościowy od L2 do L4); znacznej sztywności, jak w artrogrypozie; lub luźności więzadłowej, jak w zespole Ehlersa-Danlosa. Zazwyczaj stosowanie uprzęży nie powinno być inicjowane u dzieci w wieku powyżej 10 miesięcy [57]. Sporadycznie dziecko, które zaczyna nosić uprząż w wieku 7 lub 8 miesięcy, będzie ją nosiło do 10-12 miesięcy, w zależności od wielkości dziecka. Uprząż Pavlik jest również przeciwwskazana w sytuacji rodzinnej, w której nie można zagwarantować jej konsekwentnego i ostrożnego użytkowania [57].

Podczas używania uprzęży Pavlik mogą wystąpić komplikacje. Przy użyciu uprzęży Pavlik zgłaszano przypadki porażenia nerwu udowego i nekrozy naczyniowej głowy kości udowej, ale czy były one spowodowane niewłaściwym zastosowaniem urządzenia, czy też były powikłaniem napotkanym w trakcie trwania zaburzenia, pozostaje nierozwiązane. Powikłania powstają głównie dlatego, że prześcieradło mięśnia iliopsa naciska tętnicę obwodową na szyjkę kości udowej i zmniejsza przepływ krwi do głowy kości udowej, więc poduszka Frejka nie jest wskazana we wszystkich postaciach dysplazji rozwojowej biodra.

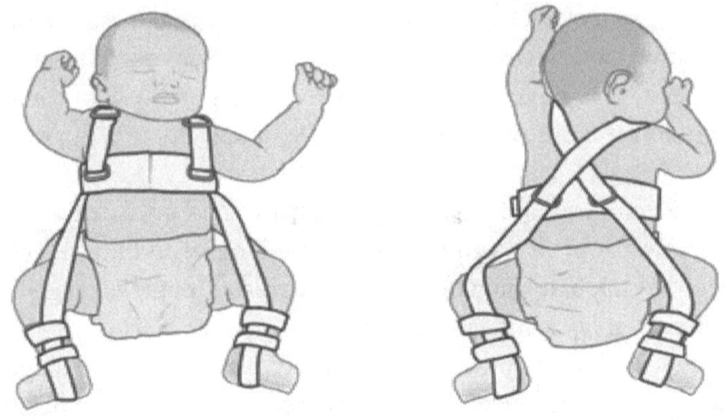

Rysunek 2. Dziecko noszące uprząż Pavlik

Odlew z przyprawy korzennej na biodrach

Odlew z przyprawy biodrowej jest rodzajem odlewu ortopedycznego używanego do unieruchomienia biodra lub uda **(por. rys. 3)**. Stosuje się go w celu ułatwienia gojenia się rannych stawów biodrowych lub pooperacyjnej ortopedii lub przy złamaniach.

Przyprawa do bioder obejmuje pień ciała i jedną lub obie nogi. Przyprawę do stawów biodrowych, która przykrywa tylko jedną nogę do kostki lub stopy, można określić jako pojedynczą przyprawę do stawów biodrowych, natomiast przyprawę do obu nóg - jako podwójną przyprawę do stawów biodrowych. Półtora biodra obejmuje jedną nogę do kostki lub stopy, a drugą tuż nad kolanem. Stopień pokrycia tułowia przez przyprawę biodrową zależy w dużym stopniu od urazu i od chirurga; przyprawa może rozciągać się tylko do pępka, umożliwiając poruszanie się kręgosłupa i możliwość chodzenia przy pomocy kul, a w niektórych rzadkich przypadkach może rozciągać się do klatki piersiowej lub nawet do pach. Ospice biodrowe były niegdyś powszechne w ograniczaniu złamań kości udowej, ale obecnie są rzadko stosowane, z wyjątkiem wrodzonych zwichnięć bioder, a następnie w większości przypadków, gdy dziecko jest jeszcze niemowlęciem.

W niektórych przypadkach przyprawa do bioder może rozciągać się w dół tylko na jedną lub więcej nóg, aż do ponad kolana. Takie odlewy, zwane odlewami pantaloonowymi, są czasami widoczne w celu unieruchomienia uszkodzonego kręgosłupa lędźwiowego lub miednicy, w którym to przypadku część tułowia odlewu zazwyczaj rozciąga się na pachy.

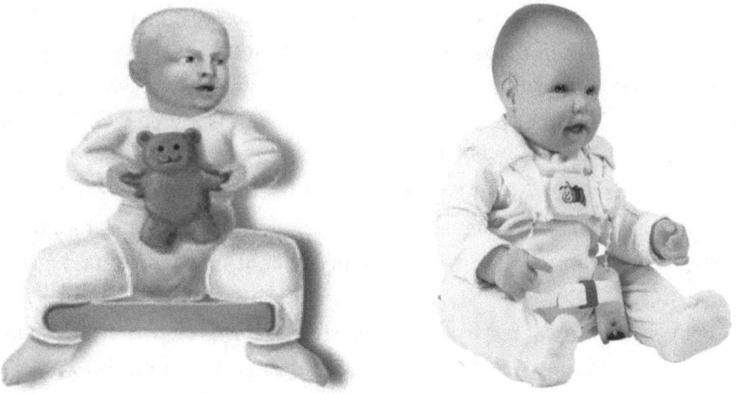

Rysunek 3. Dziecko noszące przyprawę do bioder Odlew

Trakcja

Inne stosowane urządzenia obejmują odlew z przyprawy korzennej, w szczególności po chirurgicznej redukcji zamkniętej, redukcji otwartej lub osteotomii u niemowląt i małych dzieci. Trakcja jest czasami stosowana w tygodniach poprzedzających operację, aby pomóc w rozciągnięciu więzadeł w stawie biodrowym, chociaż jej stosowanie jest kontrowersyjne i różni się wśród lekarzy (**por. rys. 4**).

Celem trakcji jest doprowadzenie części ciała z powrotem na miejsce i utrzymanie jej stabilnie. Trakcja może być wykorzystywana do tego celu:

- stabilizować i wyrównywać złamania kości, takie jak złamana ręka lub noga
- pomagają zmniejszyć ból związany ze złamaniem przed operacją
- leczyć deformacje kości spowodowane pewnymi schorzeniami, takimi jak skolioza
- korygować sztywne i zwężone mięśnie, stawy, ścięgna lub skórę
- rozciągnąć szyję i zapobiec bolesnym skurczom mięśni

Dwa główne rodzaje trakcji to trakcja szkieletowa i trakcja skórna. Rodzaj zastosowanej trakcji będzie zależał od lokalizacji i charakteru problemu.

Trakcja szkieletowa

Trakcja szkieletowa polega na umieszczeniu sworznia, drutu lub śruby w złamanej kości. Po włożeniu jednego z tych urządzeń, przymocowuje się do niego obciążniki, dzięki czemu kość może zostać wciągnięta we właściwą pozycję. Ten rodzaj operacji może być wykonywany przy użyciu znieczulenia ogólnego, kręgosłupa lub miejscowego, aby zapobiec odczuwaniu bólu podczas zabiegu.

Czas potrzebny do wykonania trakcji szkieletowej będzie zależał od tego, czy będzie to przygotowanie do bardziej definitywnego zabiegu, czy też jedyny zabieg, który zostanie wykonany w celu umożliwienia zagojenia się kości.

Trakcja szkieletowa jest najczęściej stosowana w leczeniu złamań kości udowej lub udowej. Jest to również preferowana metoda w przypadku konieczności zastosowania większej siły w miejscu złamania. Siła jest przyłożona bezpośrednio do kości, co oznacza, że można dodać więcej wagi przy mniejszym ryzyku uszkodzenia okolicznych tkanek miękkich.

Trakcja skóry

Trakcja skóry jest znacznie mniej inwazyjna niż trakcja szkieletowa. Polega ona na nakładaniu szyny, bandaży lub taśm klejących na skórę bezpośrednio pod złamaniem. Po nałożeniu materiału mocowane są do niego obciążniki. Następnie dotknięta część ciała jest wciągana we właściwą pozycję za pomocą systemu kół pasowych przymocowanych do łóżka szpitalnego.

Trakcja skórna jest stosowana, gdy tkanki miękkie, takie jak mięśnie i ścięgna, wymagają naprawy. Podczas trakcji skórnej stosuje się mniejszą siłę, aby uniknąć podrażnienia lub uszkodzenia skóry i innych tkanek miękkich. Trakcja skórna rzadko jest jedynym koniecznym zabiegiem. Zamiast tego jest ona zazwyczaj stosowana jako tymczasowy sposób stabilizacji złamanej kości do czasu przeprowadzenia ostatecznego zabiegu.

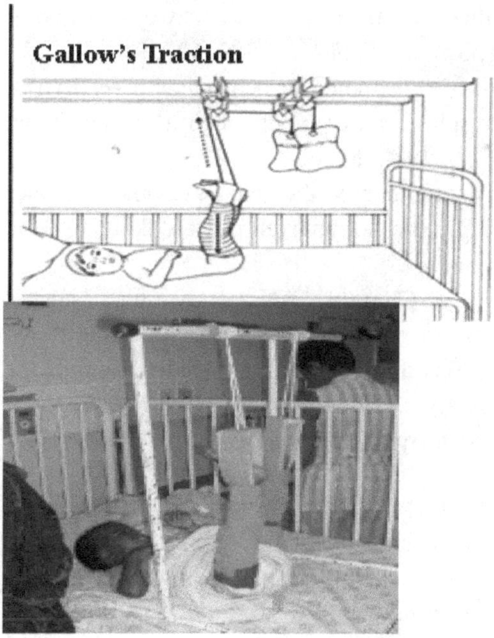

Rysunek 4. Trakcja szubienicy (Gallow's Traction)

Referencje

1. **Wedge JH, Wasylenko MJ.** Naturalna historia wrodzonego zwichnięcia biodra: przegląd krytyczny. *Clin Orthop Relat Res* 1978; **137** : 154-62.
2. **Wedge JH, Wasylenko MJ**. Naturalna historia choroby wrodzonej stawu biodrowego. *J Bone Joint Surg Br* 1979; **61-B**: 334.
3. **Weinstein SL**. Naturalna historia wrodzonej dyslokacji stawu biodrowego (CDH) i dysplazji stawu biodrowego. *ClinOrthop Relat Res* 1987; **225**: 62-76.
4. **Crawford AH, Mehlman CT, Slovek RW**. Losy nieleczonego zwichnięcia rozwojowego biodra: długotrwała obserwacja jedenastu pacjentów. *J Pediatr Orthop* 1999; **19**: 641.
5. **Barlow TG.** Wcześnie. Diagnoza i leczenie wrodzonej dyslokacji biodra. *Proc R Soc Med* 1963; **56**: 804.

6. **Bialik V, Bialik GM, Blazer S, et al**. dysplazja rozwojowa biodra: nowe podejście do występowania. *Pediatria* 1999; **103**: 93.
7. **Castelein RM, Sauter AJ.** Ultrasonograficzne badania przesiewowe w kierunku wrodzonej dysplazji stawu biodrowego u noworodków: jej wartość. *J Pediatr Orthop* 1988; **8**: 666.
8. **Terjesen T, Holen KJ, Tegnander A**. Zaburzenia czynności bioder wykryte przez USG u klinicznie normalnych noworodków. *J Bone Joint Surg Br* 1996; **78:** 636.
9. **Znaki DS, Clegg J, al-Chalabi AN.** Rutynowe badania ultrasonograficzne w kierunku noworodków z niestabilnością stawu biodrowego. Czy może zlikwidować późno występujące wrodzone zwichnięcie stawu biodrowego? *J Bone Joint Surg* Br 1994; **76**:534.
10. **Dezateux C, Rosendahl K**. Dysplazja rozwojowa biodra. *Lancet* 2007; **369**: 1541.
11. **Harris NH, Lloyd-Roberts GC, Gallien R.** Acetabular development in congenital dislocation of the hip. Ze szczególnym uwzględnieniem wskazań do acetabuloplastyki i osteotomii zmiany położenia miednicy lub kości udowej. *J Bone Joint Surg Br.* 1975; **57**: 46.
12. **Schwend RM, Pratt WB, Fultz J**. Nieleczona dysplazja panewkowa biodra w Navajo. 34-letnia obserwacja serii przypadków. *Clin Orthop Relat Res* 1999; **364**: 108-16.
13. **Wood MK, Conboy V, Benson MK.** Czy wczesne leczenie za pomocą szyny uprowadzeniowej poprawia rozwój dysplastycznych, ale stabilnych bioder noworodków? *J Pediatr Orthop* 2000; **20:** 302.
14. **McKibbin B.** Anatomiczne czynniki wpływające na stabilność stawu biodrowego u noworodka. *J Bone Joint Surg Br.* 1970 Feb. **52 (1):** 148-59.
15. **Rális Z, McKibbin B**. Zmiany w kształcie ludzkiego stawu biodrowego podczas jego rozwoju i ich związek z jego stabilnością. *J Bone Joint Surg B.* 1973; **55 (4):** 780-5.
16. **Skirving AP, Scadden WJ.** Afrykańskie biodro noworodka i jego odporność na wrodzone zwichnięcia. *J Bone Joint Surg Br.* 1979; **61-B (3):** 339-41.
17. **Ziegler J, Thielemann F, Mayer-Athenstaedt C, Günther KP**. Naturalna historia dysplazji rozwojowej bioder. Meta-analiza opublikowanej literatury. *Ortoplazma.* 2008; **37 (6):** 515-6, 518-24.

18. **Getz B. Staw** biodrowy w Lapps i jego wpływ na problem wrodzonego zwichnięcia. *Acta Orthop Scand Suppl.* 1955; **18**: 1-81.

19. **Hoaglund FT, Yau AC, Wong WL**. Choroba zwyrodnieniowa stawów biodrowych i innych stawów w południowych Chinach w Hongkongu. *J Bone Joint Surg Am.* 1973; **55 (3):** 545-57.

20. **Rabin DL, Barnett CR, Arnold WD, Freiberger RH, Brooks G.** Untreated congenital hip disease: a study of the epidemiology, natural history, and social aspects of the disease in a Navajo population. *Am J Public Health Nations Health.* 1965; **55 (supp l):** 1-44.

21. **Bjerkreim I, Arseth PH**. Wrodzone zwichnięcie biodra w Norwegii. Późna diagnoza CDH w latach 1970-1974. *Acta Paediatr Scand.* 1978; **67(3)**: 329-32.

22. **Wilkinson JA**. Badanie post-natalne na wrodzone przemieszczenie biodra. *J Bone Joint Surg Br.* 1972; **54 (1):** 40-9.

23. **Carter CO, Wilkinson JA**. Czynniki genetyczne i środowiskowe w etiologii wrodzonego zwichnięcia biodra. *Clin Orthop Relat Res.* 1964; **33**: 119-28.

24. **Salter RB**. Etiologia, patogeneza i możliwe zapobieganie wrodzonej dyslokacji biodra. *Can Med Assoc J* 1968; **98(20):** 933-45.

25. **Ramsey PL, Lasser S, MacEwen GD**. Wrodzone zwichnięcie biodra. Używanie uprzęży Pavlik u dziecka w ciągu pierwszych sześciu miesięcy życia. *J Bone Joint Surg Am.* 1976; **58(7):** 1000-4.

26. **Kumar SJ, MacEwen GD**. Częstość występowania dysplazji biodrowej z przywodzicielami śródstopia. *Clin Orthop Relat Res.* 1982; **164**: 234-5.

27. **Weiner DS.** Wrodzone zwichnięcie biodra związane z wrodzoną deliktyną mięśniową. *Clin Orthop Relat Res.* 1976; **121**: 163-5.

28. **Premier Dunn.** Perinatal observations on the etiology of congenital dislocation of the hip. *Clin Orthop Relat Res.* 1976; **119**: 11-22.

29. **Kutlu A, Memik R, Mutlu M, Kutlu R, Arslan A**. Wrodzone zwichnięcie biodra i jego związek z wirowaniem stosowanym w Turcji. *J Pediatr Orthop.* 1992; **12 (5):** 598-602.

30. **Greene WB, Drennan JC.** Badanie porównawcze obustronnego i jednostronnego wrodzonego zwichnięcia biodra. *Clin Orthop Relat Res*; **162:** 78-86.

31. **Zionts LE, MacEwen GD**. Leczenie wrodzonego zwichnięcia biodra u dzieci **w wieku od** jednego do trzech lat. *J Bone Joint Surg Am*. 1986; **68 (6)**: 829-46.
32. **Wang TM, Wu KW, Shih SF, Huang SC, Kuo KN.** Wyniki otwartej redukcji dysplazji rozwojowej biodra: czy dysplazja obustronna ma gorszy wynik? *J Bone Joint Surg Am*. 2013; **95 (12):** 1081-6.
33. **Erlacher PJ.** Wczesne leczenie dysplazji stawu biodrowego. *J Internat Coll Surg* 1962; **38**: 348-54
34. **Grill F, Bensahel H, Canadell J, Dungl P, Matasovic T, Vizkelety T.** Uprząż Pavlika w leczeniu wrodzonego zwichnięcia biodra: raport *z wieloośrodkowego* badania Europejskiego Pediatrycznego Towarzystwa Ortopedycznego. *J Pediatr Orthop* 1988; **8**: 1-8.
35. **Guille JT, Policja Pizzutillo, MacEwen GD**. Dysplazja rozwojowa biodra od urodzenia do sześciu miesięcy. *J Am Acad Orthop Surg* 2000; **8**: 232-42.
36. **Hangen DH, Kasser JR, Emans JB, Millis MB.** Uprząż Pavlika i dysplazja rozwojowa biodra: czy USG zmieniło schematy leczenia? *J Pediatr Orthop* 1995; **15:** 729-35.
37. **von Rosen S**. Diagnoza i leczenie wrodzonego zwichnięcia stawu biodrowego u noworodka. *J Bone Joint Surg Br*. 1962; **44**: 284-91.
38. **Pavlik A**. Trmeny jako pomucka pri leceni vrozenych dysplasii kycli u deti. *Lek, listy* 1950; **5**: 81-5.
39. Dysplazja rozwojowa bioder - 15 października 2006 r. . Amerykański lekarz rodzinny.
40. **Crowe JF, Mani VJ, Ranawat CS**. Całkowita wymiana stawu biodrowego w przypadku wrodzonej dyslokacji i dysplazji stawu biodrowego. J Bone Joint Surg Am. 1979; **61 (1):** 15–23.
41. **Grill F, Bensahel H, Canadell J, Dungl P, Matasovic T, Vizkelety T.** Uprząż Pavlika w leczeniu wrodzonego zwichnięcia biodra: raport z wieloośrodkowego badania Europejskiego Pediatrycznego Towarzystwa Ortopedycznego. *J Pediatr Orthop* 1988; **8**: 1-8.
42. **Hensinger RN**. Wrodzone zwichnięcie biodra. *Clin Symp* 1979; **31**: 1-31.

43. **Iwasaki K**. Leczenie wrodzonego zwichnięcia biodra przez uprząż Pavlik. Mechanizm redukcji i użytkowania. *J Bone Joint Surg Am* , 1983; **65**: 760-7.
44. **Johnson AH, Aadalen RJ, Eilers VE, Winter RB.** Leczenie wrodzonego zwichnięcia stawu biodrowego i dysplazji za pomocą uprzęży Pavlik. *Clin Orthop* 1981; **155**: 25-9.
45. **Kalamchi A, MacFarlane *R*** . Uprząż *Pavlik*: sprawdza się u pacjentów powyżej trzeciego miesiąca życia. *J Pediatr Orthop* 1982; **2**: 3-8.
46. **McKinnon B, Bosse MJ, Browning WH**. *Wrodzona* dysplazja **stawu** biodrowego: lax (subluxatable) newborn hip. *J Pediatr Orthop* 1984; **4**: 422-6.
47. **Mubarak SJ, Leach J, Wenger DR.** Postępowanie w przypadku wrodzonego zwichnięcia biodra u niemowlęcia. *Contemp Orthop* 1987; **15**: 29-44.
48. **Rachbauer F, Sterzinger W, Klestil T, Krismer M, Frischhut B.** Rozwój acetabularny po wczesnym leczeniu dysplazji stawów biodrowych przez uprząż Pavlika. *Arch Orthop Trauma Surg* 1994; **113**: 281-4.
49. **Ramsey PL, Lasser S, MacEwen GD**. Wrodzone zwichnięcie biodra. Używanie uprzęży Pavlik u dziecka w ciągu pierwszych sześciu miesięcy życia. *J Bone Joint Surg Am* , 1976; **58**: 1000-4.
50. **Pavlik A**. Novy smer v lecemi vrozenych vykloubeni kycli u deti do prvniho roku aktivnim pohybem s pomoci trmenu. *Acta Chir Orthop Traum Cech* , 1953; **20**: 93-100.
51. **Pavlik A**. K otazce funkcniho leceni vrozeneho vymknuti kycli u kojencu. *Acta Chir Orthop Traum Czech* 1955; **22**: 33-40.
52. **Pavlik A.** Funkcjonalna metoda leczenia za pomocą rymowanych smyczków jako zasada terapii zachowawczej w przypadku wrodzonych zwichnięć stawu ramiennego niemowlęcia. *Z Orthop Ihr Grenzgeb* 1957; **89**: 341-52.
53. **Pavlik A.** Kotazce Puvodnosti leceni vrozenych kycelnich dysplasii aktivinim phybem ve tmenech. *Acta Chir Orthop Traum Czech* 1959; **26**: 5-6.
54. **Pavlik A**. Strzemiona jako pomoc w leczeniu wrodzonych dysplazji stawu biodrowego u dzieci. Autorstwa Arnolda Pavlika 1950. *J Pediatr Orthop* 1989; **9**: 157-9.

55. **Pavlik A.** Funkcjonalna metoda leczenia przy użyciu uprzęży ze strzemionkami jako podstawowa metoda leczenia zachowawczego niemowląt z wrodzonym zwichnięciem stawu biodrowego. 1957. *Clin Orthop* 1992; **281**: 4-10.
56. **Pavlik A.** Do kwestii oryginalności leczenia wrodzonych dysplazji stawów biodrowych poprzez aktywny ruch w strzemionkach. *J Pediatr Orthop B* 2001; **10**: 165-8
57. **Mubarak S, Garfin S, Vance R, McKinnon B, Sutherland D.** Pitfalls w stosowaniu uprzęży Pavlik w leczeniu wrodzonej dysplazji, podwichnięcia i zwichnięcia biodra. *J Bone Joint Surg Am* 1981; **63**: 1239-48.

Rozdział 2. DIAGNOSTYKA i ZARZĄDZANIE

Dysplazja rozwojowa stawu biodrowego (DDH) to zwichnięcie stawu biodrowego, które występuje przy urodzeniu. Stan ten występuje u niemowląt lub małych dzieci.

Definicja DDH nie jest powszechnie uzgodniona. Zazwyczaj termin DDH jest używany w odniesieniu do pacjentów urodzonych ze zwichnięciem lub niestabilnością stawu biodrowego, które mogą następnie spowodować dysplazję stawu biodrowego.

Szersza definicja DDH to po prostu nieprawidłowy wzrost biodra. Nieprawidłowy rozwój biodra obejmuje struktury kostne, takie jak panewka i kość udowa proksymalna, a także labrum, kapsułka i inne tkanki miękkie. Stan ten może wystąpić w każdej chwili, od poczęcia do dojrzałości szkieletowej. Autor woli używać terminu dysplazja biodrowa, ponieważ jest to termin prostszy i bardziej dokładny. Na całym świecie zaburzenie to nadal nazywane jest wrodzonym zwichnięciem stawu biodrowego.

Prezentacja kliniczna

DDH jest zwykle podejrzewana we wczesnym okresie noworodkowym ze względu na powszechne stosowanie badań klinicznych (m.in. testu Ortolaniego, manewrów Barlowa, objawu Galeazziego). Wówczas rozpoznanie jest zwykle potwierdzane ultrasonograficznie, choć rola ultrasonografii w badaniach przesiewowych jest kontrowersyjna [1].

Pierwsze znormalizowane badanie fizyczne wszystkich niemowląt jest wykonywane w 4 tygodniu życia przez lekarza medycyny dziecięcej. W pierwszym roku życia biodra są również poddawane ocenie klinicznej w wieku 3 miesięcy i 6 miesięcy. Poszukiwanymi klinicznymi objawami biodrowymi są różnice w długości nóg przy użyciu testu Galeazziego oraz ograniczone uprowadzenia bioder w zgięciu.

W Niderlandach badania przesiewowe bioder są selektywne w tym sensie, że tylko następujące niemowlęta są kierowane do wizualizacji biodra w wieku 3-5 miesięcy: niemowlęta z czynnikami ryzyka: pozycja w ostatnim trymestrze, dodatni wywiad rodzinny, inne wrodzone deformacje i/lub dodatnie objawy kliniczne: różnice w długości nóg i/lub ograniczone uprowadzenia. Selektywne badania przesiewowe w naszym kraju wskazują, że dodatni test prognostyczny wskazania do skierowania wynosi 16%, a ujemny test prognostyczny 99% [1].

Kwestionariusz koncentrował się na diagnostyce i leczeniu. Składał się on z pytań wielokrotnego wyboru oraz otwartych pól na dodatkowe uwagi.

Aspekty diagnostyczne

Zastanawialiśmy się, jakie badania kliniczne stosowali i czy stosowali radiografie i/lub ultradźwięki oraz jakie kryteria stosują w tych technikach obrazowania. Ponieważ większość chirurgów stosuje więcej niż jeden test, poproszono ich o sklasyfikowanie w pierwszej trójce testów diagnostycznych. Zapytaliśmy ich, czy postawili swoją diagnozę wyłącznie na podstawie zdjęć radiologicznych i/lub USG, czy też na podstawie połączenia wyników badań obrazowych i klinicznych. Zapytano ich o wartość progową leczenia wskaźnika acetabularnego i klasyfikację Grafa. Jeśli chodzi o leczenie, rozdzieliliśmy leczenie dysplazji i zwichnięcia. Zapytaliśmy, jaką terapię zastosowaliby w celu rozpoczęcia leczenia dysplazji i zwichnięć bioder oraz jaka byłaby druga opcja. Ponieważ czas trwania leczenia zależy od tego, czy pomiary biodra ulegną normalizacji, zapytaliśmy, jaki będzie maksymalny czas trwania leczenia pierwszego wyboru, jeśli nie zakończy się ono sukcesem. Oceniono wykorzystanie trakcji oraz rodzaj i minimalny wiek do otwartej redukcji. Ostatecznie oceniliśmy metodę oceny leczenia.

Należy przeprowadzić staranne badanie kliniczne wszystkich noworodków, zwłaszcza tych, u których występują czynniki ryzyka DDH. Rutynowe badanie przesiewowe powinno obejmować zarówno test Ortolaniego, jak i manewr Barlowa, a każde biodro powinno być badane oddzielnie. Przy badaniu fizycznym dziecko powinno być całkowicie zrelaksowane, na gładkiej, ciepłej, wygodnej powierzchni w cichym otoczeniu. Roser po raz pierwszy zgłosił niestabilność bioder u noworodków w 1879 roku. W 1910 roku Le Damany i Saiget opisali test kliniczny na niestabilność bioder, na co Ortolani zwrócił uwagę w 1937 roku. Palmen w 1961 r. i Barlow w 1962 r. opracowali dalsze testy mające na celu wywołanie zwichnięcia lub podwichnięcia. Chociaż opisane poniżej testy kliniczne mogą być pomocnym narzędziem diagnostycznym, nie jest wskazane powtarzanie manewrów ze względu na zwiększone ryzyko jatrogennego uszkodzenia chrząstki.

Badania przesiewowe w kierunku DDH są zazwyczaj częścią badania fizycznego noworodków, a następnie ich wzlotów. W przypadku pacjentów z grupy ryzyka, tj. noworodków, kobiet, osób z objawami klinicznymi oraz osób z pozytywnym wywiadem rodzinnym, badanie przedmiotowe biodra po urodzeniu jest obowiązkowe. Asymetryczne fałdy skórne stwierdzane są u 25% normalnych dzieci i dlatego nie stanowią ważnego klinicznego ustalenia w izolacji **(por. ryc. 5)**. Testy Ortolaniego i Barlowa są najczęstszymi badaniami klinicznymi dla noworodków poniżej 3. miesiąca życia.

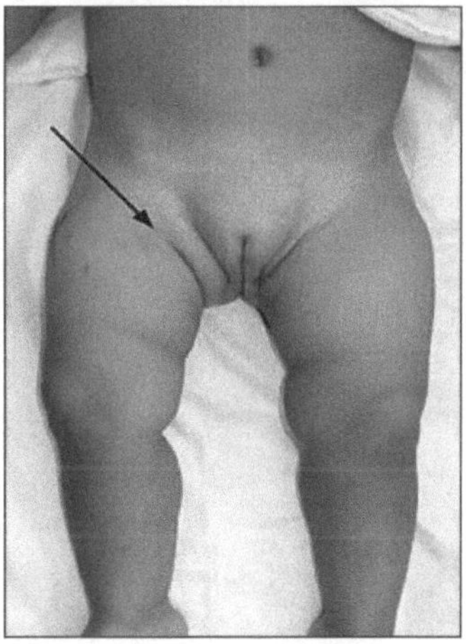

Rysunek 5. Zauważ asymetryczne fałdy skórne w górnej części uda.

Ograniczony zasięg uprowadzenia.

Nieprawidłowy zakres ruchu (ROM) jest częstym objawem patologii dziecięcego biodra, jednak w piśmiennictwie niewiele jest danych określających, czym jest prawidłowy zakres ruchu biodra u dzieci. W ocenie biodra pediatrycznego ocena zakresu ruchu (ROM) stawu jest krytycznym czynnikiem określającym obecność lub brak patologii. Gdy niemowlę jest na plecach, a miednica jest ustabilizowana, powinno być możliwe uprowadzenie stawu biodrowego do >75°, a biodro do 30° powyżej linii środkowej. U dziecka starszego niż 3 miesiące ograniczenie uprowadzenia (<45°) jest najbardziej wiarygodnym objawem DDH (por. **ryc. 6)**.

Pomimo znaczenia pomiaru ROM, niewiele wiadomo na temat tego, co stanowi "normalny" ruch bioder u dzieci w różnym wieku, zwłaszcza w pozycjach, które są zwykle oceniane przy diagnozie impedancji kośćca udowego.

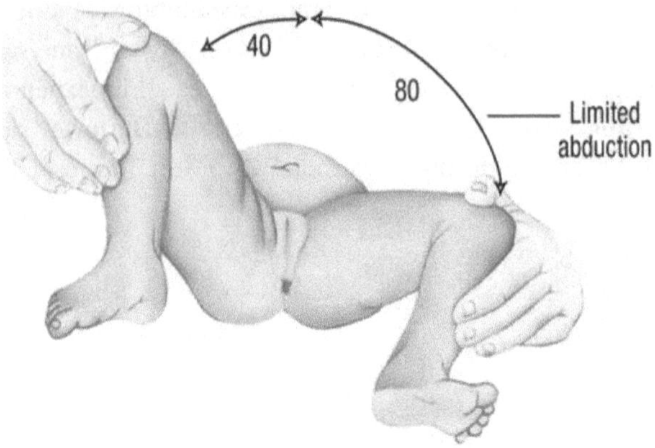

Rysunek 6. Ograniczony zasięg uprowadzenia

Test Ortolaniego

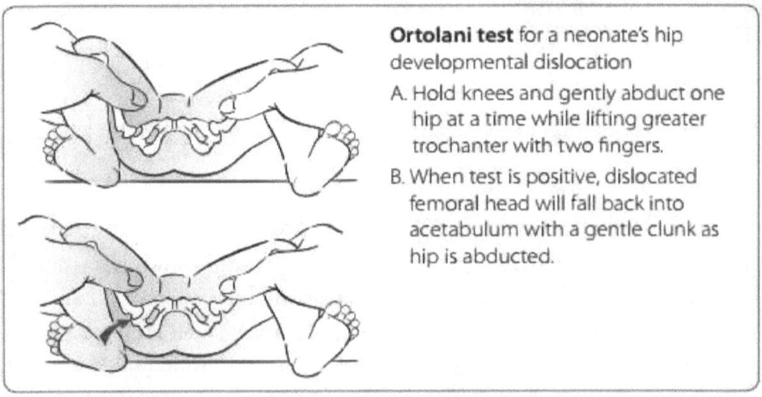

Rysunek 7. Test Ortolaniego

Test Ortolani lub Ortolani Maneuver to badanie przedmiotowe w kierunku wrodzonej lub rozwojowej dysplazji stawu biodrowego. Test został nazwany imieniem Marino Ortolaniego, osoby, która opracowała go w 1937 r. **(por. ryc. 7).** Manewr wykonywany jest poprzez uprowadzenie biodra niemowlęcia i ocenę za dźwięk kliknięcia [2].

W teście Ortolaniego dziecko powinno być na plecach z biodrami zgiętymi do 90 stopni. Indeks badacza i długie palce umieszcza się bocznie nad większym nosidełkiem dziecka z kciukiem ustawionym przyśrodkowo w pobliżu fałdu pachwinowego. Miednica dziecka jest stabilizowana poprzez przytrzymanie kontrastowego stawu biodrowego, podczas gdy przeciwległa ręka delikatnie uprowadza badane biodro, jednocześnie wywierając siłę do góry przez większy trochanter w kierunku bocznym. Odczucie wyczuwalnego chwytu jest pozytywnym wynikiem testu Ortolaniego i oznacza redukcję zwichniętego biodra do panewki.

W teście Ortolaniego egzaminator kolejno wywiera nacisk do przodu na każdą głowę kości udowej, starając się przesunąć do przodu do panewki zwichniętą do tyłu głowę kości udowej. Dziecko jest wypoczęte na plecach, a miednica stabilizowana przeciwległą ręką. Badana ręka chwyta dotknięte biodro kciukiem w środkowej części uda oraz środkowy i wskazujący palec wzdłuż większego trochantera. Następnie biodro i kolano doprowadza się do zgięcia pod kątem 90°, a następnie uprowadza środkowym i wskazującym palcem pchającym trochantera do przodu. Namacalny ruch sugeruje, że biodro jest zwichnięte lub podwichnięte, ale redukowalne.

Test ten służy do wykrywania tylnego zwichnięcia biodra. Pozytywny znak Ortolaniego jest zauważalny, gdy słychać kliknięcie lub charakterystyczne "brzęk", gdy głowa kości udowej ponownie wchodzi do panewki.

Manewr Ortolaniego wykonuje się przed 2-3 miesiącem życia. Manewr wykonywany jest we wczesnym okresie niemowlęcym, ponieważ po 2-3 miesiącach rozwój skurczu tkanek miękkich uniemożliwia przemieszczenie biodra, dlatego u dzieci z wrodzoną dysplazją biodrową nie będzie oceniany dźwięk klikania lub stukania.

Manewr Ortolaniego identyfikuje zwichnięte biodro, które może być zredukowane. Niemowlę jest ustawiane w taki sam sposób jak w przypadku manewru Barlowa, w pozycji leżącej na plecach, z biodrem zgiętym do 90°. Z pozycji przylegającej biodro jest delikatnie uprowadzane podczas podnoszenia lub popychania trochantera udowego do przodu. Pozytywnym wynikiem jest wyczuwalna klamra, ponieważ biodro redukuje się z powrotem do pozycji wyjściowej. Badanie biodra powinno mieć miejsce wkrótce po urodzeniu i przy każdej wizycie, aż do momentu, gdy dziecko zacznie normalnie chodzić.

Test Ortolaniego lub manewr Ortolaniego jest częścią badania przedmiotowego w kierunku dysplazji rozwojowej biodra, wraz z manewrem Barlowa [3].

Test Barlowa

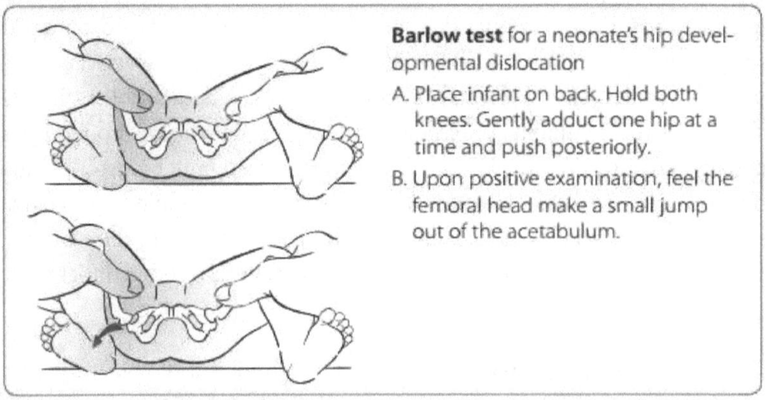

Rysunek 8. Test Barlowa

Manewr Barlowa jest testem używanym do identyfikacji niestabilnego biodra, które może być pasywnie zwichnięte **(por. Rys. 8).** Niemowlę umieszcza się w pozycji leżącej na plecach z biodrem zgiętym do 90° i rotacją neutralną. Badacz przytwierdza biodro podczas przyłożenia siły tylnej do kolana, aby spowodować przemieszczenie głowy kości udowej do tyłu od panewki. W momencie opuszczenia panewki przez głowę kości udowej może zostać wykryta wyczuwalna klamra [4].

W teście Barlowa po kolei na głowę każdej kości udowej wywierany jest nacisk do tyłu, a na podstawie wyczuwalnego, częściowego lub całkowitego przemieszczenia podejrzewa się, że biodro jest podciągane.

Podczas wykonywania testu Barlowa dziecko odpoczywa na plecach, a miednica jest stabilizowana jedną ręką. Biodro jest zgięte pod kątem 90° i przywodzone z pozycji uprowadzonej. Równocześnie w linii kości udowej wywierany jest nacisk do tyłu w celu przemieszczenia głowy kości udowej z gniazda panewki. W pozytywnym teście Barlowa doceniono wyczuwalny kikut zwichniętej głowy, który wysuwa się na zewnątrz.

Przenosi ono zwichnięcie stawu biodrowego, które zostało właśnie wywołane przez manewr Barlowa. Wykonywany jest przez egzaminatora, który najpierw zgina biodra i kolana niemowlęcia w pozycji leżącej pod kątem 90 stopni, a następnie palcami wskazującymi egzaminatora wywiera przedni nacisk na większe trolery, delikatnie i płynnie uprowadzając nogi niemowlęcia za pomocą kciuków egzaminatora. Pozytywnym znakiem jest charakterystyczny "brzęk", który można usłyszeć i poczuć, gdy głowa kości udowej przesuwa się do przodu do panewki [2]:
Konkretnie, ten test na tylne zwichnięcie biodra. Jest to część standardowego badania noworodków przeprowadzanego najlepiej we wczesnym dzieciństwie. Wykonuje się to za pomocą manewru Barlowa i oględzin stawu biodrowego i nóg.

Nazwa pochodzi od nazwiska Marino Ortolaniego, który opracował ją w 1937 roku [5]. W przypadku Barlowa test miednicy jest ustabilizowany, a chory znajduje się w pozycji zbliżonej do pozycji testu Ortolaniego. Test Barlowa wykrywa potencjalne podwichnięcie lub zwichnięcie tylne za pomocą delikatnej siły skierowanej w dół w osi podłużnej kości udowej w przywodzonym biodrze. Po trzech do sześciu miesiącach skurcze tkanek miękkich ograniczają ruch biodra nawet w przypadku jego przemieszczenia.

Test Galeazziego

Test Galeazziego, znany również jako znak Allisa, służy do oceny zwichnięcia biodra, przede wszystkim w celu zbadania dysplazji rozwojowej biodra **(por. ryc. 9)**. Wykonuje się ją poprzez zgięcie kolan niemowlęcia w pozycji leżącej, tak aby stopy dotykały powierzchni, a kostki - pośladków. W przypadku kolana Badanie starszego dziecka obejmuje również dokładną ocenę kończyn pod kątem asymetrycznych fałdów skórnych lub różnicy długości nóg w przypadku jednostronnego zwichnięcia biodra. Dodatni znak Galeazziego jest kolejnym wskaźnikiem zwichnięcia stawu biodrowego. Wynika ono z ułożenia dziecka na plecach i zgięcia bioder i kolan. Pozytywny znak jest sygnalizowany przez nierówności w wysokości kolan. Ograniczone porwanie może być szczególnie pomocne w diagnozowaniu u dzieci z obustronnym zwichnięciem stawu biodrowego, ponieważ znak Galeazziego będzie negatywny. Maksymalne uprowadzenie bioder powinno być większe niż 60°.

W przypadkach zaniedbanych DDH może być rozpoznana, gdy dzieci zbliżają się do wieku chodzenia z wiotką po stronie dotkniętej chorobą (dodatni objaw Trendelenberga), a hiperlordoza nie jest wyrównana, wtedy test jest dodatni, co wskazuje na potencjalną wrodzoną wadę stawu biodrowego [6].
Zarówno testy Barlowa, jak i Ortolaniego wykrywają niestabilne biodro, ale nie wykrywają zwichniętego, nieredukowalnego biodra (co najlepiej jest wykryć poprzez określenie ograniczonego uprowadzenia zgiętego biodra) lub stabilnego biodra z nieprawidłową anatomią, np. dysplazją panewkową. Łagodne kliknięcia w biodro, wynikające z zatrzaskiwania się tkanek miękkich o miejsca z kośćmi podczas ruchu biodra, powinny być starannie odróżniane od kłykcin powstających podczas manewru Ortolaniego, ponieważ zwichnięta głowa kości udowej jest zredukowana i od podwichnięcia odczuwalnego podczas testu Barlowa. Testy Barlowa i Ortolaniego są przydatne u noworodków, ale stają się trudne w wieku 2-3 miesięcy.

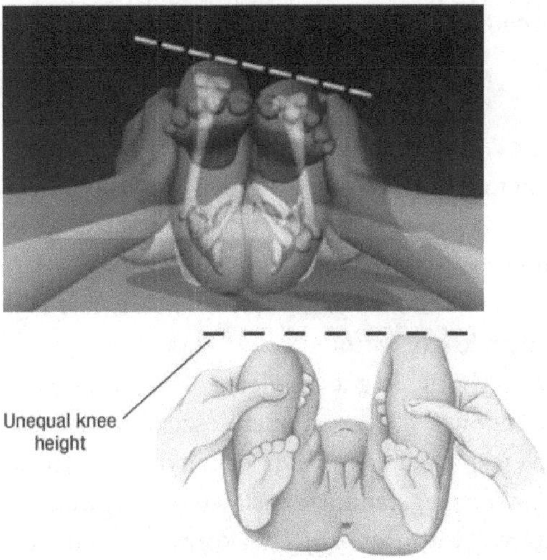

Rysunek 9. Test Galeazziego

Test Klisica

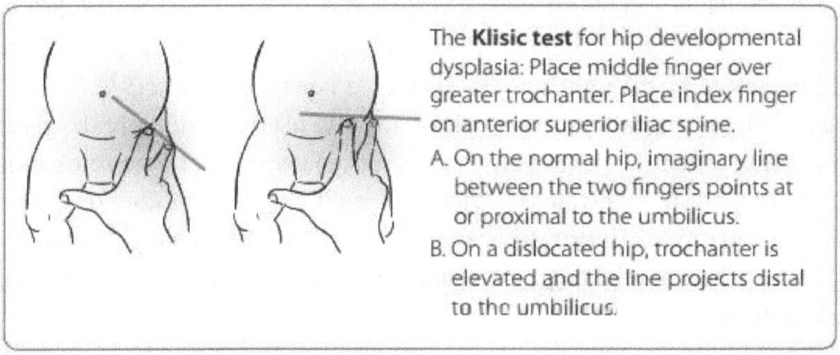

Rysunki 10. Test klasyfikacyjny

Test Klisica na dysplazję rozwojową stawu biodrowego: Umieść środkowe palce nad większym trochanterem. Umieść palec wskazujący na przednim górnym kręgosłupie biodrowym **(patrz rys. 10).**

A. Na normalnym biodrze, wyimaginowana linia między dwoma palcami wskazuje na pępowinę lub jej proksymalną część.

B. Na zwichniętym stawie biodrowym, trochanter iselevated i linia wystaje dystalnie do pępka.

Ultrasonografia

Ultrasonografia jest metodą z wyboru przed skostnieniem proksymalnej epifizy udowej. W przypadku znacznego skostnienia konieczne jest wykonanie badania rentgenowskiego.
Z jakiegoś powodu mówi się, że lewe biodro jest częściej atakowane [7].
Jedna trzecia przypadków dotknięta jest obustronnie.
Ultrasonografia jest testem z wyboru u niemowlęcia (<6 miesięcy), ponieważ proksymalna epifiza udowa nie skostniała jeszcze znacząco. Dodatkowo ma tę zaletę, że jest badaniem dynamicznym w czasie rzeczywistym, pozwalającym na ocenę stabilności stawu biodrowego z poglądami na stres. Niektóre wartości są wykorzystywane do "obiektywnej" oceny morfologii.
Ultrasonografia
Ultrasonografia jest podstawową techniką obrazowania do oceny morfologii i stabilności stawu biodrowego i jest ważnym uzupełnieniem oceny klinicznej do 3-5 miesiąca życia, w zależności od preferencji lekarza prowadzącego leczenie [7, 8]. Może być pomocna w potwierdzeniu wyników badania przedmiotowego, ocenie niemowląt wysokiego ryzyka i podjęciu decyzji o leczeniu. Główną wadą ultrasonografii jest to, że dokładna interpretacja wymaga przeszkolenia i doświadczenia [9].
Kryteria ultrasonograficzne dla DDH zostały ustalone dla obrazowania statycznego (obejmującego płaszczyzny koronacyjne i poprzeczne) oraz dynamicznego obrazowania zgiętego biodra ze zmodyfikowanym manewrem naprężeń Barlowa i bez niego [10, 11]. Połączenie obrazowania statycznego i dynamicznego pozwala na ocenę morfologii, położenia i stabilności biodra.
Widoki statyczne obejmują obraz korony z niemowlęciem w pozycji odleżynowej bocznej i zgiętymi biodrami pod kątem 30 do 45° [12]. W tej pozycji skostniały ilium jest postrzegany jako biała prosta linia nad głową kości udowej i panewką górną. Kąt alfa jest mierzony od bocznej ściany ilium i linii dachu kostnego. Kąt beta jest to kąt utworzony przez boczną ścianę ilium i chrząstkową linię dachu. Kątów tych używa się do klasyfikacji DDH według systemu Grafa [12].

W technice dynamicznej wykorzystuje się obrazy osiowe i koronacyjne z obciążeniem głowy kości udowej w czasie rzeczywistym, podobne do manewrów testowych niestabilności [13]. W pierwszych dniach życia od 4 do 6 mm luzu uznaje się za normalne. Obrazowanie dynamiczne jest zwykle pomijane przy badaniu bioder w trakcie leczenia [10].

Kąt Alfa

Kąt alfa jest tworzony przez dach panewkowy do pionowej kory ilu. Jest to pomiar podobny do kąta panewki (patrz poniżej). Wartość normalna jest większa lub równa 60° **(patrz rys. 11).**

Kąt alfa jest pomiarem stosowanym w ultrasonograficznej ocenie dysplazji rozwojowej biodra (DDH).

Kąt jest tworzony przez panewkę w stosunku do pionowej kory ilu i tym samym odzwierciedla głębokość panewki kostnej. Jest to pomiar podobny do kąta panewki.

Wartość normalna jest większa lub równa 60 stopni. Mniej niż 60 stopni sugeruje dysplazję panewki.

Termin "kąt alfa" jest również używany w oddzielnym i niepowiązanym kontekście w ocenie impedancji femoroacetabularnej.

Kąt Beta

Kąt beta jest tworzony przez pionową korę ilium i trójkątną chrząstkę labralną (trójkąt echogeniczny). Wartość normalna jest mniejsza niż 77°, ale jest przydatna do oceny niedojrzałych bioder tylko w połączeniu z kątem alfa.

Kąt beta jest pomiarem stosowanym w ultrasonograficznej ocenie dysplazji rozwojowej biodra (DDH).

Definiuje się go jako kąt utworzony między pionową korą jamy ustnej i trójkątną chrząstką wargową (trójkąt echogeniczny) i tym samym odzwierciedlający pokrycie chrząstki udowej głowy. Istnieje duża zmienność kąta beta (znacznie większa niż kąt alfa), i jako taki nie jest powszechnie stosowany.

W niektórych przypadkach kąt beta jest niezbędny do określenia podtypu dysplazji stawu biodrowego (np. typ Ia vs. Ib lub typ IIc vs.). typ D - patrz klasyfikacja sonograficzna dysplazji rozwojowej stawu biodrowego (DDH)). Odcięty kąt beta zależy od typu.

Metoda Grafa do klasyfikacji ultrasonograficznej dysplazji rozwojowej biodra

Metoda Grafa do klasyfikacji ultrasonograficznej dysplazji rozwojowej stawu biodrowego (DDH) u niemowląt, łączy w sobie zarówno kąty alfa jak i beta. Istnieje szereg dodatkowych podziałów, które często nie są stosowane klinicznie. Ogólną zasadą jest, że kąt alfa określa typ, a w niektórych przypadkach do określenia podtypu używany jest kąt beta:

Metoda Grafa do klasyfikacji ultradźwiękowej

- **typ I**: kąt alfa >60 stopni (normalny)
  - **typ Ia**: kąt beta <55 stopni
  - **typ Ib**: kąt beta >55 stopni
- typ II
  - **typ IIa**: kąt alfa 50-59 stopni (mniej niż 3 miesiące)
  - **typ IIb**: kąt alfa 50-59 stopni (większy niż 3 miesiące)
  - typ IIc
    - kąt alfa 43-49 stopni
    - kąt beta 70-77 stopni
- **typ D** ("about to decenter")
  - kąt alfa 43-49 stopni
  - kąt beta >77 stopni
- **typ III**: kąt alfa <43 stopnie
  - typ IIIa i IIIb wyróżnione na podstawie zmian konstrukcyjnych dachu chrząstkowego
- typ IV
  - kąt alfa < 43 stopnie
  - przemieszczany z labrum umieszczonym między głową kości udowej a panewką
  - odwrócony labrum

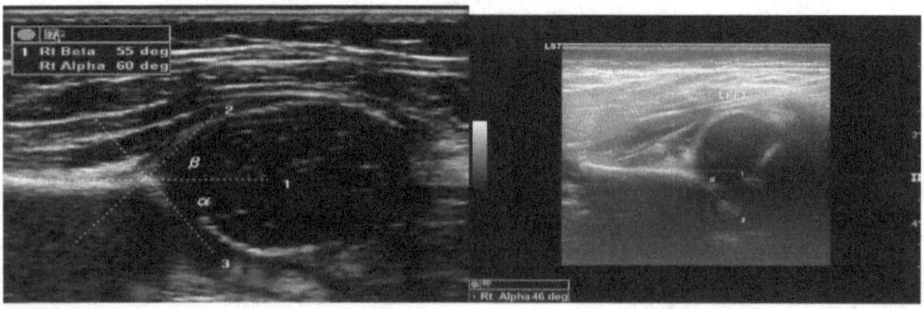

Rysunki 11. Ultrasonografia biodra

Cechy radiograficzne

Pokrycie kościste

Procent epifizy udowej pokrytej dachem panewkowym. Wartość >50% jest uważana za normalną.

Radiografia płaska

Kluczem do prostej oceny filmu jest poszukiwanie symetrii i określenie związku między proksymalną kością udową a rozwijającą się miednicą. Skostnienie nadbrzusza udowego powinno być symetryczne. Opóźnienie skostnienia jest oznaką DDH.

Wartość radiogramów prostych w ocenie DDH zależy od stopnia skostnienia. Radiogramy zwykłe mają ograniczoną wartość w ciągu pierwszych trzech do czterech miesięcy życia, gdy głowy kości udowej są chrząstkowe i nie skostniałe. Mogą one być jednak pomocne u młodszych dzieci, jeśli istnieją obawy co do innych nieprawidłowości kostnych (np. wrodzona odmiana coxa, proksymalny niedobór ogniska udowego i agenezja kości krzyżowej) [14]. Jeśli u noworodka wymagane jest wykonanie zdjęcia radiologicznego biodra, powinno ono składać się z pojedynczego widoku przednio-tylnego (AP) z biodrami trzymanymi w zgięciu od 20 do 30°. Zgięcie to jest konieczne do uwzględnienia fizjologicznego przykurczu stawu biodrowego noworodka. Po trzech miesiącach życia w ocenie DDH cenniejsze są zwykłe zdjęcia radiologiczne [7]. Przy wykonywaniu zdjęć AP biodro powinno znajdować się w pozycji neutralnej [14]. Linie i kąty radiograficzne są wykorzystywane przez ortopedów dziecięcych do oceny pozycji biodra. Do badań radiologicznych zgodnych z DDH zalicza się również zwykłe badania radiologiczne:

- Boczna i lepsza pozycja skostniałej części głowy i szyi kości udowej
- Zwiększony indeks panewkowy (>40° u noworodków lub niemowląt)
- Opóźnione pojawienie się jądra kostnego udowego po danej stronie lub różne rozmiary jąder kostnych udowych

Linia Shentona

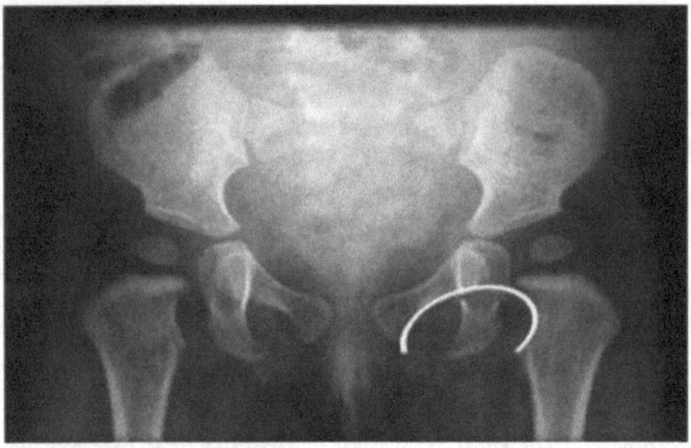

Rysunek 12. Linia Shentona

Linia Shentona jest narysowana wzdłuż dolnej granicy barana łonowego górnego i powinna być kontynuowana bocznie wzdłuż inferomedialnego aspektu kości udowej proksymalnej jako linia gładka. W przypadku wystąpienia superolateralnej migracji proksymalnej kości udowej z powodu DDH, linia ta będzie nieciągła **(por. ryc. 12)**.

Linia Hilgenreiner

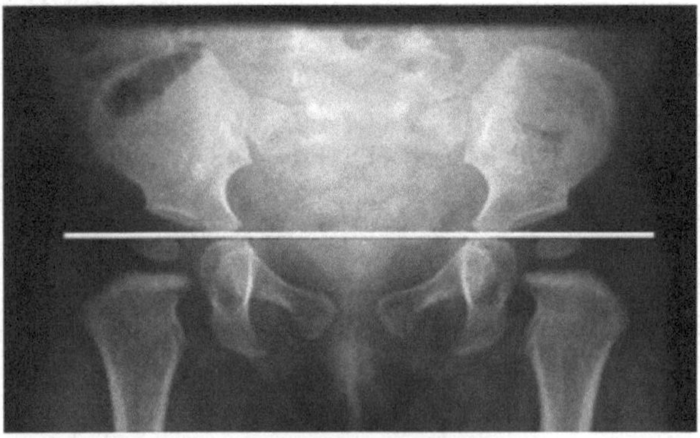

Rysunek 13. Linia Higenreiner'a

Linia Hilgenreinera jest rysowana poziomo przez nadrzędną część obu chrząstek trójbarwnych. Powinna być pozioma, ale stosowana jest głównie jako odniesienie dla linii Perkina i pomiaru kąta panewki **(por. rys. 13)**.

Linia Perkina

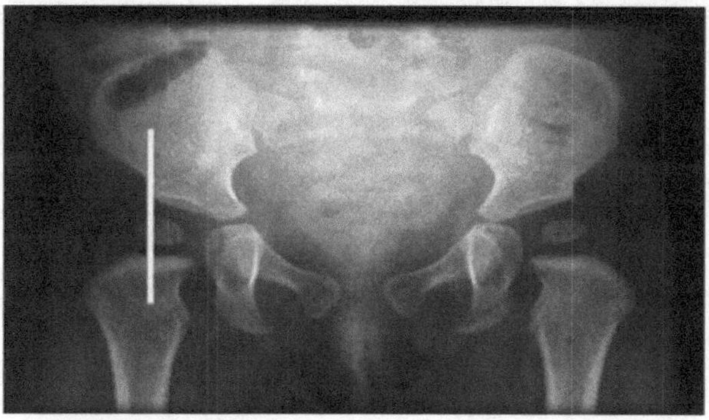

Rysunek 14. Linia Perkina

Linia perkina jest poprowadzona prostopadle do linii Hilgenreinera, przecinając najbardziej boczny aspekt dachu panewkowego **(por. Rys. 14).** Górna nasada udowa powinna być widoczna w kwadrancie zakaźnym (tj. poniżej linii Hilgenreinera, a przyśrodkowa do linii Perkina).

Inne obrazowanie

Podczas aktywnego leczenia mogą być konieczne inne metody obrazowania, zwłaszcza gdy w sali operacyjnej wykonuje się redukcję zamkniętą lub otwartą. Często wykonuje się artrografię (wstrzyknięcie kontrastu radiologicznego do stawu biodrowego) i tomografię komputerową (TK) w celu potwierdzenia udanej redukcji i określenia położenia głowy kości udowej w panewce po odlewaniu. Należy stosować protokoły pediatryczne obejmujące zmniejszone dawki promieniowania. Obrazowanie rezonansem magnetycznym (MRI) nie jest zazwyczaj stosowane, ale może być uzyskane w ocenie redukcji pooperacyjnej i w przypadku długotrwałych następstw częściowo leczonego lub nieleczonego DDH. Rezonans magnetyczny dostarcza informacji o naczyniowości głowy kości udowej w diagnostyce martwicy naczyń [15].

Kąt natarcia Acetabularnego (kąt natarcia Acetabularnego)

Kąt panewki jest tworzony przez przecięcie linii narysowanej stycznie do dachu panewki z linią Hilgenreinera, tworząc kąt ostry. W momencie narodzin powinien on wynosić około 30 stopni i stopniowo zmniejszać się wraz z dojrzewaniem połączenia **(por. Rys. 15).**

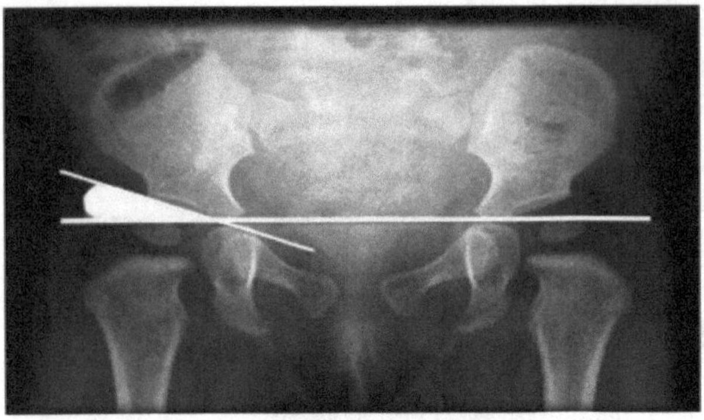

Rysunek 15. Wskaźnik acetabularny (kąt)

Termin "indeks panewkowy" został wprowadzony przez Kleinberga i Liebermana z Nowego Jorku w 1936 r. jako nazwa znaku radiograficznego. Termin indeks panewkowy został wprowadzony przez Kleinberga i Liebermana z Nowego Jorku w 1936 roku w celu oznaczenia znaku radiologicznego [16]. "Kąt utworzony między dachową lub biodrową częścią panewki a poziomą linią przechodzącą przez chrząstki trójdzielne." Próbowali oni znaleźć "jakąś praktyczną podstawę pomiaru, która pomogłaby ustalić u noworodka, czy biodra są normalne, czy też mogą ulec zwichnięciu". Wybierali przy tym "kąt utworzony między dachową lub biodrową częścią panewki a poziomą linią przechodzącą przez chrząstki trójdzielne". Najnowsza literatura cytująca to dzieło implikuje ich absolutną wiarę w indeks - kąt powyżej 30 stopni byłby "wskaźnikiem predyslokacji" (Caffey, Ames, Silverman, Ryder i Hough 1956 [17]). Przeciwnie, jeśli ktoś uważnie czyta ich pracę, jest pod wrażeniem powtarzającej się przez cały czas nuty ostrożności. Co więcej, przewidzieli oni pracę Rohlederera w 1938 roku (Burman i Clark 1940), kiedy wykazali, że wszelkie odchylenia od starannej techniki radiograficznej zmieniły indeks panewkowy. Stwierdzili oni: "wiarygodna informacja zależy oczywiście od dokładnej techniki rentgenograficznej". Mając na uwadze tę przesłankę doszli do następującego wniosku: "U niemowlęcia o wysokim indeksie panewkowym, czyli powyżej 30 stopni, *prawdopodobnie dojdzie do* przemieszczenia dotkniętego biodra (kursywą min.)" . Następnie, dość gwałtownie, w swoim końcowym wniosku odrzucili wszelką ostrożność, kiedy zalecili, aby niemowlę z wysokim indeksem panewkowym umieścić w aparacie z kończynami w oznaczonym

uprowadzeniu. Jakieś dziesięć lat później Hilgenreiner (1947) [18] miał wypowiedzieć szczere odwołanie od tego zalecenia.
Istnieją dobre dowody na to, że staranniejsza interpretacja zdjęć radiologicznych w postępowaniu w przypadku zwichnięcia stawu biodrowego była znamienną cechą chirurgii ortopedycznej w latach dwudziestych i latach następnych. Na przykład w 1924 r. Soutter i Lovett z Bostonu napisali pracę, która otrzymała skromne uznanie, a jednak zawiera wiele interesujących informacji. Na przykład, sklasyfikowali oni półkę panewkową w następujący sposób: "Półka panewkowa nazywana jest normalną, gdy jest pozioma; gdy skośna, nazywana jest dobrą, do 30 stopni; sprawiedliwą. gdy od 30-60 stopni nachylenia istnieje, a słabą, gdy ponad 60 stopni." Powiedzieli również, że "u bardzo małych dzieci, znaczna część chrząstki, która nie przeszła jeszcze w kość, nie jest widoczna na roentgenogramie". Z ich uwag wynika z pewnością, że Soutter i Lovett nie rozważali zastosowania ich klasyfikacji półki panewkowej do noworodka. Ich praca ujawnia jednak wyraźne oznaki uderzającego postępu, gdy wspomina się, że Gibney powiedział o Lorenzu w 1903 roku: "Wydawało się, że nic go nie obchodzi prześwietlenie. zauważając, że dało mu to bardzo mało informacji".

Wygodnie jest teraz skomentować rutynowe badanie radiologiczne noworodka, które zostało uznane przez innych niż Putti klinicystów za stratagem w napadzie na dysplazję. Na przykład w 1938 roku Tchijine (według Kaplana) [19] zalecił, aby każde noworodek był prześwietlany radiologicznie i stwierdził, że kąt panewki powyżej 40 stopni wskazuje na potrzebę leczenia. Dwadzieścia lat później Hass (1958) [20] zalecił ten sam zabieg, ale zmniejszył kąt do 30 stopni **(por. Ryc. 16).** Kleinberg S i Lieberman HS. 1936 [21], którzy tak głęboko zastanawiali się nad dysplazją, wyrazili bardziej umiarkowaną opinię: "Rutynowe masowe badania RTG bez badania klinicznego wszystkich noworodków pod kątem obecności lub braku wad wrodzonych bioder prowadziłyby jedynie do pomyłki".
Inwazyjna grypa została zmierzona przed operacją, natychmiast po operacji i w ciągu 3 miesięcy, 6 miesięcy, 1 roku, 2 lat oraz w trakcie ostatnich obserwacji.

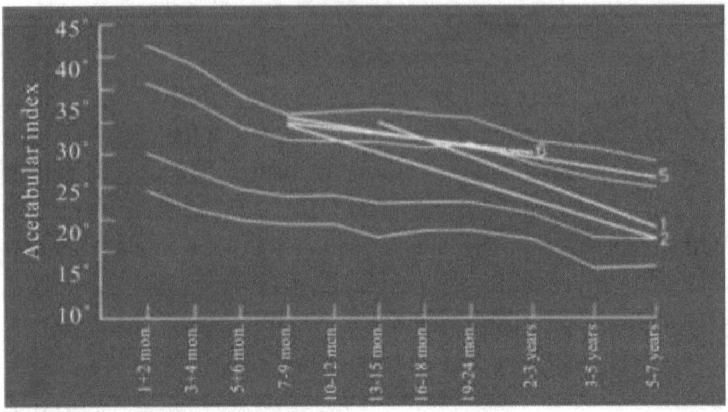

Rysunek 16. Normalny indeks panewkowy.

Kąt odwracania szyi udowej

Kąt skręcenia nazywany jest anteversionem, anterotationem lub skrętem przednim; podobnie, jeśli jest skierowany do tyłu (za płaszczyzną transkondylarną), nazywany jest retroversionem, retrotorsionem lub skrętem tylnym [22].

Istnieje wiele metod obrazowania opisanych i stosowanych do pomiaru antewersji kości udowej, zgadzamy się z opinią Ruby, że należy stosować technikę Ryder-Crane'a [23] Metoda dwupłaszczyznowa (Ryder-Crane) [23]: w tej technice wszystkie roentgenogramy wykonuje się przy użyciu chorej grzbietu. Rentgenogram umieszczany jest bezpośrednio nad biodrem. Jeden roentgenogram wykonuje się z kończyną w pozycji neutralnej (wysuniętej), drugi z biodrami i kolanami zgiętymi pod kątem 90 stopni i udami uprowadzonymi pod kątem 30 stopni, przy czym pozycja ta jest utrzymywana przez specjalnie skonstruowane pudełko. Linie przedstawiające oś szyi i trzon kości udowej są narysowane na podstawie pierwszego roentgenogramu. Jest to pozorny kąt skręcenia **(por. rys. 17).** Prawdziwy skręt jest określany poprzez odniesienie do standardowej tabeli kątów wynikających z rozważań trygonometrycznych.

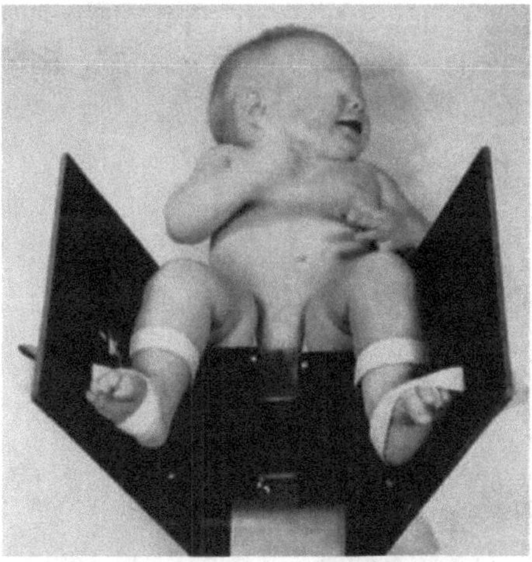

Rysunek 17. Pozycja dziecka na roentgenogramach mierzących przedsionek udowy.

Kończyna w pozycji neutralnej (wyciągnięta), druga z biodrami i kolanami zgiętymi pod kątem 90 stopni, a uda uprowadzone pod kątem 30 stopni, przy czym pozycja ta jest utrzymywana przez specjalnie skonstruowane pudełko **(por. Rys. 18).**

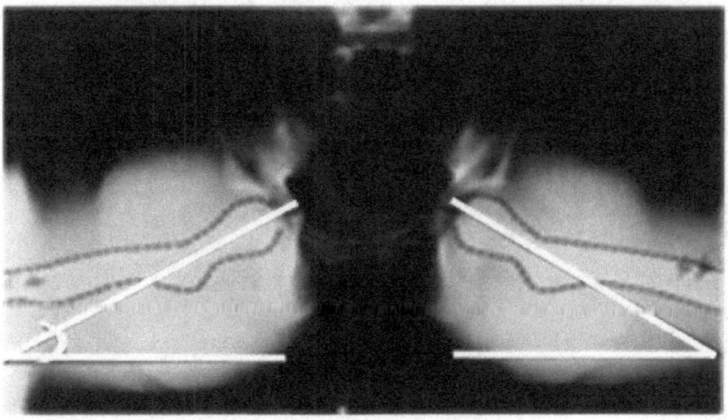

Rysunek 18. Linie przedstawiające oś szyi i trzon kości udowej są rysowane na pierwszym roentgenogramie.

Kąt szyjki wału i szyjki

Wykorzystując widok AP biodra, kąt utworzony przez oś trzonu kości udowej oraz linię wyznaczoną wzdłuż osi szyjki kości udowej przechodzącą przez środek głowy kości udowej **(por. Rys. 19).** Normalny średni kąt szyjki kości udowej w zależności od wieku jest zgodny z Dobbsem i Morcuende [24] **(por. Rys. 20).**

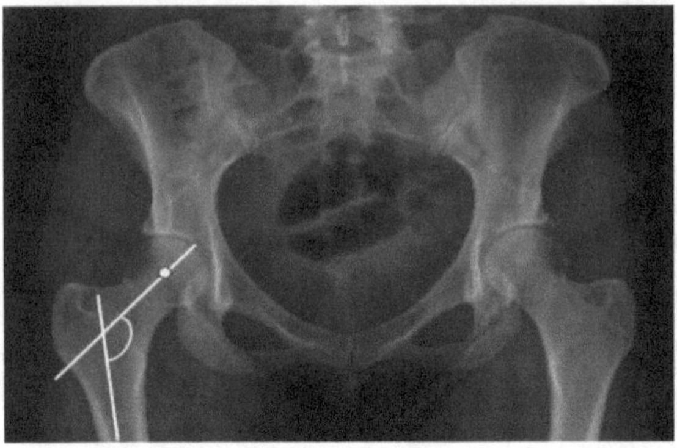

Rysunek 19. Kąt wału i szyjki.

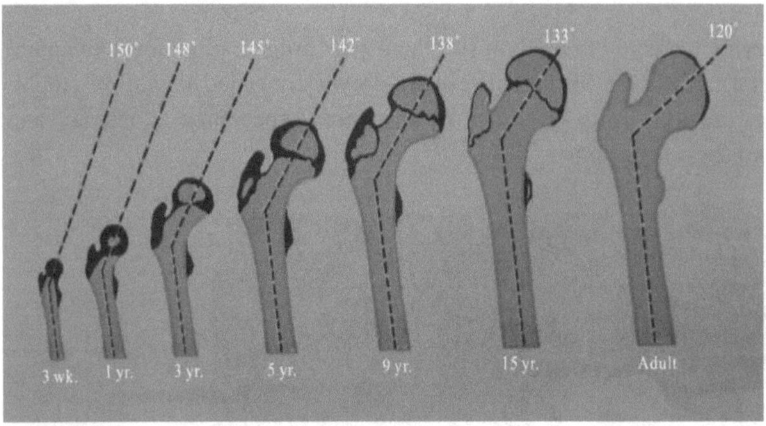

Rysunek 20. Normalny średni kąt nachylenia szyjki kości udowej w zależności od wieku [25].

Acetabularny kąt odwracania kierunku obrotów

Analizie poddano Acetabular Anteversion Angle (AAV) w odcinkach osiowych umieszczonych równolegle do nachylenia miednicy, ukazując obie chrząstki trójdzielne. AAV wyrażano jako kąt pomiędzy linią prostopadłą do linii trójpromieniowej a linią przebiegającą przez krawędź panewki, od jej tylnej do przedniej krawędzi, przy czym rysunek z oceny

MRI anteversionu panewki[25], 30 do 40 stopni jest normalnym zakresem dla wskaźnika niestabilności McKibbina [26, 27] **(por. ryc. 21).**

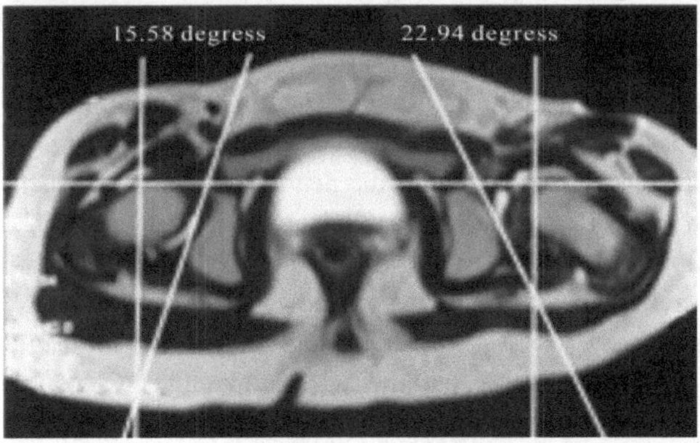

Rysunek 21. Acetabularna antewersja.

Kąt środkowo-krawędziowy (kąt CE)

Kątownik Center-Edge (kąt CE) został wprowadzony przez firmę Wiberg. 1939 [28] jako miarę rozwoju panewki i/lub stopnia przemieszczenia głowy kości udowej. Został on zastosowany niemal wyłącznie w odniesieniu do wrodzonego zwichnięcia biodra, a kąt CE odróżnia tu biodra normalne i tzw. dysplastyczne. Wiberg . 1939 [28] stwierdził, że wartości powyżej 25° były prawidłowe u dorosłych, a wartości pomiędzy 20° a 25° były niepewne. Zostało to potwierdzone w innych badaniach (Severin. 1941 [29], Wiberg. 1944 [30], Wiberg. 1953 [31], Wynne-Davies. 1970 [32], Fredensborg. 1976 [33]). U dzieci istnieją jednak różne opinie na temat wartości normalnych **(por. ryc. 22).**
Radiografia miednicy przedniej jest najczęściej stosowanym badaniem w diagnostyce i ocenie dysplazji rozwojowej bioder (DDH). Kąt środkowo-krawędziowy (CEA), określony pierwotnie przez Wiberga [31], jest wskaźnikiem bocznego pokrycia głowy kości udowej w płaszczyźnie korony [26, 29]. Podczas gdy Wiberg po raz pierwszy określił wartość normalną kąta u osób dorosłych rasy kaukaskiej, zaobserwowano różnice etniczne [34, 35], które mogą odnosić się do różnej częstości występowania DDH wśród ras. Populacja chińska charakteryzuje się stosunkowo niską częstością występowania DDH, co może być związane z głębokością

panewki6 , a w niniejszej pracy nasze badanie CEA w populacji chińskiej jest porównywane z opublikowanymi badaniami innych ras.
Ponieważ CEA ma znaczenie kliniczne, ważne jest, aby posiadać szczegółową wiedzę na temat normalnego zasięgu wśród ras. Wraz z CEA w ocenie radiografii miednicy często stosuje się wskaźnik panewki [36] i kąt panewki Sharpa [37]. Wskaźnik panewki może być mierzony bezpośrednio po urodzeniu i stosowany do momentu zamknięcia chrząstki trójdzielnej [36], po którym kąt panewki Sharpa zajmuje jego miejsce [37]. Te dwa parametry oceniają morfologię panewki, natomiast CEA odzwierciedla związek pomiędzy panewką a głową kości udowej [31]. Zamknięcie chrząstki panewki jest barierą, która uniemożliwia ciągłą obserwację przy pomocy jednego parametru. I odwrotnie, CEA ma znaczenie od dzieciństwa do osób starszych.
Zgodnie z zaleceniami Tönnisa [36] rozważamy jedynie dzieci powyżej czwartego roku życia, których głowy udowe mają łatwo definiowalne skostnienie centralne. Nieznajomość zjawiska ekscentrycznego skostnienia może prowadzić do błędnej oceny położenia głowy kości udowej.
Kąt środkowo-krawędziowy Radiografia miednicy przedniej, Kąt między linią pionową przechodzącą przez środek głowy kości udowej i linią styczną do bocznego marginesu panewki, Normalna > 25° Dysplazja graniczna = 20-25° Dysplazja < 20

Kąt Center-Edge (kąt CE) był u dzieci [38]

Wiek	Normalny średni kąt	Nienormalny, jeśli
5 do 8	25°	< 20°
od 9 do 12	30°	< 25°
13 lub starszy	35°	< 25°

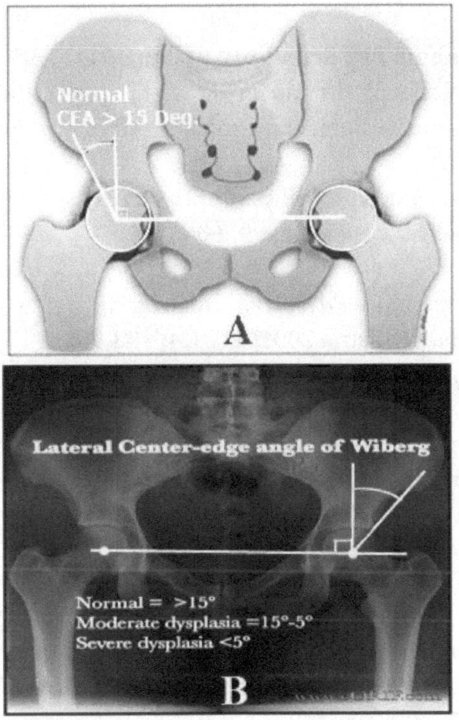

Rysunki 22. Pomiar kąta środkowo-krawędziowego.
A. Rysunek przedstawia kąt środkowo-krawędziowy (CEA), który jest mierzony przez narysowanie linii przez środek obu główek kości udowych na dobrze wycentrowanym radiogramie miednicy przedniej prostopadłej w głowie kości udowej zainteresowania i linii przez boczny margines panewki i głowy kości udowej. Kąt utworzony pomiędzy prostopadłym i bocznym marginesem panewki to CEA. **B. Na** zdjęciu radiologicznym miednicy przedniej u 38-letniej kobiety widoczna jest dysplastyczna lewa biodro (CEA < 20°).

- Kątownik CE dostarcza przydatnych informacji po 5 roku życia (może być stosowany u osób dorosłych);

- Kąt utworzony przez linię narysowaną od środka głowy kości udowej do zewnętrznej krawędzi panewki oraz linię pionową narysowaną przez środek głowy kości udowej; przy kącie wzniesienia większym niż 25 stopni uważa się za normalny; mniejszy niż 20 stopni wskazuje na ciężką dysplazję.

Referencje

1. Boere-Boonekamp MM, Kerkhoff TH, Schuil PB, Zielhuis GA. Early detection of developmental dysplasia of the hip in the Netherlands: the validity of a standardized assessment protocol in infants. *Am J Public Health* 1998; **88**: 285-288.

2. Francuski LM, Dietz FR. Badanie przesiewowe na dysplazję rozwojową biodra. *American Family Physician* 1999; **60 (1):** 177-84, 187-8.

3. Badanie przesiewowe w kierunku dysplazji rozwojowej stawu biodrowego: stwierdzenie zalecenia. Pediatria 2006; **117 (3):** 898-902.

4. Barlow TG. Wczesna diagnoza i leczenie wrodzonego zwichnięcia stawu biodrowego. *The Journal of Bone and Joint Surgery* 1962; **44-B (2):** 92-301.

5. Dwyer NS . Wrodzone zwichnięcie biodra: do ekranu lub nie do ekranu. *Archiwum chorób w dzieciństwie.* 1987; **62 (6):** 635–7.

6. **Storer SK, Skaggs DL.** Dysplazja rozwojowa stawu biodrowego. *American Family Physician 2006*; **74 (8):** 1310-6.

7. Lehmann HP, Hinton R, Morello P, Santoli J. Developmental dysplasia of the hip practice guideline: technical report. Committee on Quality Improvement, and Subcommittee on Developmental Dysplasia of the Hip. *Pediatria* 2000; **105**: E57.

8. Elbourne D, Dezateux C, Arthur R, et al. Ultrasonografia w diagnostyce i leczeniu rozwojowej dysplazji stawów biodrowych (UK Hip Trial): kliniczne i ekonomiczne wyniki wieloośrodkowego randomizowanego badania kontrolowanego. *Lancet* 2002; **360**: 2009.

9. Dias JJ, Thomas IH, Lamont AC, i inni. Wiarygodność ultrasonograficznej oceny bioder noworodków. *J Bone Joint Surg Br* 1993; **75**: 479.

10. American Institute of Ultrasound in Medicine. AIUM Practice Guideline for the performance of the ultrasound examination for detection of developmental dysplasia of the hip. *J Ultrasound Med* 2003; **22**: 1131.

11. Babcock DS, Hernandez RJ, Kushner DC, et al. dysplazja rozwojowa biodra. American College of Radiology. ACR Appropriateness Criteria. *Radiology* 2000; **215 Suppl**: 819.

12. Graf R. Nowe możliwości diagnostyki wrodzonego zwichnięcia stawu biodrowego za pomocą ultrasonografii. *J Pediatr Orthop* 1983; **3**: 354.

13. Harcke HT, Grissom LE. *Wykonanie dynamicznej sonografii biodra niemowlęcia. AJR Am J Roentgenol* 1990; **155**: 837.
14. Babcock DS, Hernandez RJ, Kushner DC, et al. dysplazja rozwojowa biodra. American College of Radiology. ACR Appropriateness Criteria. *Radiology* 2000; **215 Suppl**: 819.
15. Jaramillo D, Villegas-Medina O, Laor T i in. Gadolinowe obrazowanie MR u dzieci po redukcji bioder dysplastycznych: ocena położenia głowy kości udowej, czynników utrudniających redukcję i niedokrwienie głowy kości udowej. *AJR Am J Roentgenol* 1998; **170**: 1633.
16. Kleinberg S i Lieberman HS. The Acetabular Index in Infants in Relation to Congenital Dislocation of the Hip. *Archiwum Chirurgii 1936;* **32 (6):** 1049-1054.
17. Caffey J, Ames R, **Silvermasn WA, Ryder CT, i Hough G** . Contradiction of the Congenital Dysplasia-Predislocation Hypothesis of Congenital Dislocation of the Hipoteza o wrodzonym zwichnięciu stawu biodrowego poprzez badanie zmian normalnych kątów acetabularnych w kolejnych okresach niemowlęcych. Pediatria 1956; **17:** 632.
18 Hilgenreiner H. Niebezpieczeństwo profilaktycznego leczenia wrodzonego zwichnięcia stawu biodrowego. *Dziennik Ortopedii 1947*, **76**, 148.
19. Brand RA. Etiologia wrodzonej dyslokacji biodra. *Clin Orthop Relat Res*. **2008; 466(1): 90-103.**
20. Hass J (1958): Czy można zapobiec wrodzonej dyslokacji biodra? *New York State Journal of Medicine 1958;* **58:** 847.
21. Kleinberg S i Lieberman HS. The Acetabular Index in Infants in Relation to Congenital Dislocation of the Hip. *Archiwum chirurgiczne* 1936; **32 (6):** 1049-1054
22. Napoli MMM, Netto AA, Suguimoto C i Takedo LT. Anteversion of the Femoral Colono: Radiological Study. *Revista da Imagem* 1985; **7**: 111-116.
23. Ryder CT i L. Crane. Pomiar odwracania femoralnego: Problem i metoda. *The Journal of Bone & Joint Surgery 1953; 35 (***2): 21-328**.
24. Dobbs MB i Morcuende JA. Inny stan biodra, In: W. W. Lowell i R. B. Winter, Ed., Pediatric *Orthopedics*, Philadelphia, London, New York, J.B. Lippincott Company, 1986, str. 1126-1148.
25. Mootha AK, Saini R, Dhillon MS, Aggarwal S, Kumar V i Tripathy SK. MRI Evaluation of Femoral and Acetabular Anteversion in

Developmental Dysplasiaof the Hip: A Study in an Early Walking Age Group. *Acta Orthopaedica Belgica 2010;* **76 (2):** 174-180.

26. Tönnis D i Heinecke A. Acetabular and Femoral Anteversion: Związek z chorobą zwyrodnieniową stawów biodrowych. *The Journal of Bone & Joint Surgery 1999: 81-A* **(12):1747-1770**

.

27. **McKibbin B.** Czynniki anatomiczne w stabilności stawu biodrowego u noworodków. *The Journal of Bone & Joint Surgery 1970; 52-B* **(1): 148-159**.

28. Wiberg G. Badania nad acetabulą dysplastyczną i wrodzoną subluksacją stawu biodrowego. *Acta chir. scand.1939,* **Supp l:** 58.

29. Severin, E. Wrodzone zwichnięcie stawu biodrowego. Późne wyniki zamkniętej redukcji i badania artrograficzne ostatnich przypadków. *Actachir. Scand 1941.,* **Suppl.** *63.*

30 Wiberg G. Pfannendachplastih z dysplazją acetabuli, subluksatio i luxatio coxae ze szczególnym uwzględnieniem rozwoju górnego brzegu pancerza. *Łukowy chirurg ortopeda 1944;* **43:** 314-369.

31. Wiberg G. Shelf operation in congenital dysplasia of the acetabulum and in subluxation and dislocation of the hip. *J . Bone J t Surg. 1953:* 65-80.

32. Wynne-Davies R. Dysplazja acetabularna i rodzinne rozluźnienie stawów: Dwa czynniki etiologiczne we wrodzonej dyslokacji stawu biodrowego. *J. Bone Jt Surg 1970;* **52-B**: 704-716.

33. **Fredensborg N.** Wyniki wczesnego leczenia wrodzonego zwichnięcia stawu biodrowego. J Bone Joint Surg Br. 1976; 58(3): 272-8.

34. Skirving AP. Kąt nachylenia krawędzi środkowej Wibergu u dorosłych Afrykańczyków i mieszkańców Kaukazu: porównanie radiograficzne. *J Bone Joint Surg [Br]* 1981; **63-B**: 567-8.

35. Mandal S, Bhan S. Kąt środkowej krawędzi Wiberga w dorosłej populacji Indian. *J Bone Joint Surg [Br]* 1996; **78-B**: 320-1.

36. Tönnis D. Wartości normalne stawu biodrowego do oceny rentgenowskiej u dzieci i dorosłych. *Clin Orthop* 1976;**119**: 39-47.

37. Tönnis D. Dysplazja wrodzona i zwichnięcie biodra u dzieci i dorosłych. Springer-Verlag. 1984. strony 121

Rozdział 3. OSTEOTOMIA MIEDNICY W PRZYPADKU DYSPLAZJI ROZWOJOWEJ STAWU BIODROWEGO

Osteotomia miednicowa w przypadku Dysplazji Rozwojowej biodra może być wskazana podczas otwartej redukcji, jeżeli wskaźnik panewki wynosi więcej niż 35 stopni i może być wskazana w przypadku bioder, które wymagają zgięcia z uprowadzeniem dla stabilności. Test stabilności jako pomoc w podjęciu decyzji o konieczności wykonania osteotomii w połączeniu z otwartą redukcją dysplazji rozwojowej biodra [1].
Niektóre zabiegi mogą być wykonywane np. skracanie skóry, kości lub kości udowej.

Trakcja

Trakcja lub skracanie przed otwarciem redukcja

U dzieci poniżej 3 roku życia trakcja może zmniejszyć martwicę naczyń krwionośnych; dzieci powyżej 3 roku życia prawdopodobnie nie korzystają z przedtrakcji.

U dzieci powyżej 3 roku życia skrócenie kości udowej zapobiegnie nadmiernemu uciskowi nasady udowej i zapobiegnie AVN;

Skrócenie kości udowej, Haidar i wsp. stosowali trakcję skórną przez 2 tygodnie przed jednoczesną otwartą redukcją i osteotomią Saltera [2]. Tylko 3 z 37 bioder miało deformację głowy kości udowej w wyniku osteonekrozy, a 4 biodra miały przejściowe pęcherzyki nasady kości udowej (19%). Gulman i wsp., którzy nie stosowali trakcji przedoperacyjnej, zgłaszali osteonekrozę u 33 z 52 bioder (63%) leczonych jednoetapowo otwartą redukcją i osteotomią Saltera [3]. Porównanie z wcześniejszymi doniesieniami wskazuje, że trakcja przedoperacyjna może być przydatna w zmniejszaniu częstości występowania osteonekrozy. Konieczne jest przeprowadzenie dalszych badań porównawczych w celu wykazania skuteczności trakcji przedoperacyjnej w zapobieganiu osteonekrozie.

Otwarta redukcja

Operacja ta oznacza otwarcie stawów biodrowych w celu usunięcia wszelkich tkanek, które utrzymują głowę kości udowej (kulę) z powrotem do panewki thje (gniazdo).

Kapsulotomia w kształcie litery "T" wykonywana jest z trzonem T w poziomie, a nie w linii szyi. Następnie otwiera się kapsułkę w odległości jednego centymetra od obręczy panewki i wykonuje się prostopadłe cięcie sięgające do podstawy szyi w przedniej części kapsułki. Dba się o to, aby kapsułka została wyciągnięta jak najbardziej pośrodku. Jeśli chłonka jest przerośnięta i uwolniona, rozerwanie więzadła jest identyfikowane, przecinane, a następnie przesuwane w dół do prawdziwej panewki. Wiązadło panewkowe poprzeczne zostaje przecięte, a panewka oczyszczona z pulwiny. Wprowadzić palec wskazujący do torebki i pokazać chrząstkę stawową.

Labrum glenoidalne jest zwykle przewracane przez obręcz panewki wzdłuż jej tylnej i górnej krawędzi i jest nacięte, aby umożliwić łatwe zredukowanie głowy kości udowej do panewki. Co ważniejsze, na wynik wpływa kompletność usunięcia przeszkód w redukcji.

Otwarta redukcja jest zazwyczaj wskazywana w dysplazji rozwojowej biodra (DDH), gdy stabilna, koncentryczna redukcja nie może być osiągnięta w sposób zamknięty. Chociaż procedura ta jest w dużej mierze skuteczna w uzyskaniu odpowiedniej redukcji, mogą wystąpić i rzeczywiście występują niepowodzenia, w tym ponowna dyslokacja. W literaturze mówi się, że wskaźnik redyspozycji lub nieosiągnięcia początkowej redukcji wynosi od 0% do 8% w przypadku bardziej popularnego, przednio-bocznego podejścia do biodra [4, 5]. Niewydolności te pozostają trudnym problemem klinicznym, ponieważ operacja rewizyjna wiąże się z wysokimi wskaźnikami częstości występowania stiffness, dysplazji resztkowej i martwicy naczyń krwionośnych (AVN) [5-7].

Wcześniejsze badania starały się wyjaśnić przyczyny ponownej dyslokacji biodra po otwartej redukcji, ale były ograniczone przez ich niewielkie rozmiary i niekontrolowany charakter. W większości przypadków przyczynę niepowodzenia przypisywano brakom technicznym, takim jak niedostateczne uwolnienie ścięgna psoasowego, więzadła panewkowego poprzecznego lub kapsułki zakaźnej. Te ustalenia mogą być nieco influenced z uwagi na fakt, że większość zgłoszonych przypadków została poddana zabiegowi rewizyjnemu w innej instytucji niż ta, w której poddano je wstępnej otwartej redukcji. Według naszej wiedzy, żadne z wcześniejszych badań nie omawiało radiologicznych prognostyków niepowodzenia, a żadne nie dostarczyło kontroli dla porównania. W związku z tym, czynniki ryzyka niepowodzenia po technicznie skutecznej otwartej redukcji pozostają słabo poznane.

Mimo że nasza instytucja ma bardzo duże doświadczenie w otwartym leczeniu DDH, to jednak pozostajemy pod znakiem zapytania w związku z występowaniem redyspozycji. Celem niniejszego badania było dokładne zbadanie czynników ryzyka niepowodzenia po otwartym leczeniu DDH w kolejnych seriach chorych, którzy otrzymali całą opiekę w jednej placówce. Drugim celem była ocena wyników długoterminowych po operacji rewizyjnej.

Skrócenie femoralne

Skrócenie kości udowej powinno być stosowane zawsze, gdy redukcja stawu biodrowego jest trudna lub gdy wydaje się, że przez redukcję stawu biodrowego powstaje nadmierna siła. Poprzez oddzielne podejście boczne **(ryc. 23)** proksymalny koniec kości udowej został odsłonięty pod podkostnie i wykonano osteotomię poprzeczną w okolicy podkanałowej **(ryc. 24).** Pozwolono na nałożenie się na siebie dwóch fragmentów kości udowej i dość łatwo uzyskano redukcję. Następnie usunięto fragment kości udowej o długości od 1 do 1,5 cm, wystarczający do zmniejszenia napięcia mięśniowego w obrębie stawu biodrowego. Jeżeli w momencie przeprowadzania próby redukcji biodra wewnętrzna rotacja kości udowej wydawała się przyczyniać do stabilizacji stawu, derotację uzyskano poprzez zewnętrzną rotację dystalnego fragmentu kości udowej w stosunku do fragmentu proksymalnego przed nałożeniem płytki. Uważamy, że ważne jest unikanie nadmiernej derogacji kości udowej, zwłaszcza jeśli przewiduje się zabieg panewkowy, ponieważ może to spowodować niestabilność tylną. W momencie początkowej redukcji, jeśli pokrycie głowy kości udowej jest słabe lub jeśli panewka jest wyraźnie źle ustawiona, wówczas planujemy wykonanie HZPO. Następnie osteotomia jest sztywno zamocowana za pomocą pediatrycznej płytki pęcherzykowej lub płytki do dynamicznego uciskania 3,5. Staw biodrowy jest zredukowany koncentrycznie, a adekwatność pokrycia panewki jest oceniana z kończyną w pozycji obciążającej. Jeśli pokrycie jest niewystarczające, wykonuje się osteotomię miednicy.

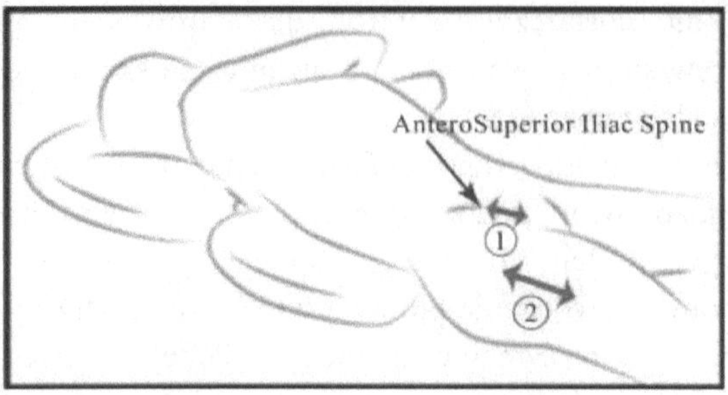

Rysunek 23. Nacięcie skóry. (1) Nacięcie skóry do biodra panewki; (2) Podejście boczne do kości udowej proksymalnej.

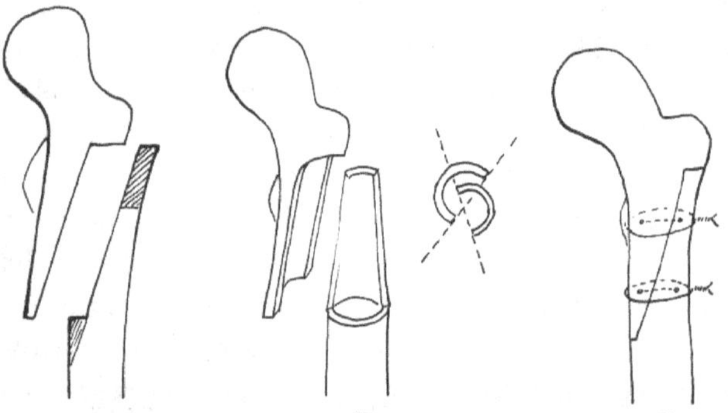

Rysunki 24. Skrócenie kości udowej

Poprzez oddzielne podejście boczne, proksymalny koniec kości udowej został odsłonięty pod okostną i przy osteotomii poprzez wycięcie proksymalnej części dystalnego fragmentu. Kość musi być odpowiednio skrócona, aby umożliwić skrócenie mięśnia. Wielkość operatywnego skrócenia ustala się w następujący sposób: po zredukowaniu głowy do panewki odłamek składa się do kupy i usuwa się nadrzędny koniec odłamka dystalnego. Skrócenie chirurgiczne zwykle wynosiło od jednego do dwóch centymetrów, wystarczało do odciążenia mięśni w poprzek stawu biodrowego, fragmenty pozwalały na nakładanie się na siebie, a redukcję uzyskiwano dość łatwo. Wykonując osteotomię międzykanałową najpierw odłączamy mniejszą trochanterię i ponownie zakładamy ją po skróceniu. Dezerotomię wykonuje się poprzez wewnętrzną rotację górnego fragmentu wokół dystalnego. W osteotomii skośnej fragment mocowany jest za pomocą dwóch pętli drucianych, które najpierw penetrują, a następnie oplatają oba fragmenty. W osteotomii poprzecznej stosujemy płytkę pediatryczną lub płytkę dynamiczno-ściskową 3,5.

Osteotomie miednicowe

Celem tego rozdziału jest omówienie osteotomii miednicy jako środka stabilizującego biodro i zapobiegającego wczesnemu wystąpieniu choroby zwyrodnieniowej. Podsumowano różne ogólne kategorie osteotomii miednicy powszechnie wykonywane w obecnej ortopedii dziecięcej, omówiono ich zasady, omówiono wskazania, a także krótko wyjaśniono niektóre z ich kluczowych punktów technicznych.

Rozwój gniazda biodrowego (panewki) w okresie wzrostu zależy w dużej mierze od wzrostu śródmiąższowego w obrębie chrząstki trójdzielnej. Natomiast wklęsłość panewki rozwija się w odpowiedzi na obecność w jej obrębie kulistej głowy kości udowej. Stąd każda nieprawidłowość położenia głowy kości udowej w stosunku do panewki w okresie wzrostu może spowodować powstanie nieprawidłowej panewki [8, 9, 10].

Ta zmieniona zbieżność panewki wynikająca z jej wadliwego rozwoju nazywana jest dysplazją panewkową. Najczęściej koncentryczna redukcja podwichniętego lub zwichniętego stawu biodrowego osiągnięta we wczesnym wieku wykorzystuje wrodzony wzrost panewki, aby ostatecznie uzyskać dobrze rozwiniętą panewkę i zgodny staw biodrowy [8].

Niektóre dysplazje panewki mogą utrzymywać się do okresu dojrzewania. Chociaż rzeczywista częstość występowania trwałej lub szczątkowej dysplazji panewki nie jest znana, wiadomo, że trwała dysplazja panewki może prowadzić do wczesnej degeneracyjnej choroby stawów [11, 12]. W związku z tym kładzie się nacisk na wczesne rozpoznanie i terminowe leczenie utrzymującej się dysplazji panewkowej za pomocą odpowiednio dobranej osteotomii miednicy przed wystąpieniem nieodwracalnego uszkodzenia chrząstki [13].

Osteotomia miednicy jest potężnym narzędziem chirurgicznym służącym do zmiany ustawienia panewki dysplastycznej i zapewniającym biomechanicznie zdrowe staw biodrowy z zasadniczo normalnymi powierzchniami nośnymi. Celem jest zachowanie naturalnej kości i wyeliminowanie konieczności wykonywania artroplastyki stawu biodrowego w młodym wieku. Każdy rodzaj osteotomii miednicy ma swoje miejsce, a każdy z nich ma swoje zalety, wady i potencjalne komplikacje.

Wybór właściwej osteotomii miednicy jest krytycznym krokiem w leczeniu. Zależy ona od różnych czynników, takich jak dojrzałość chrząstki trójdzielnej, choroba podstawowa oraz precyzyjna patoanatomia stawu biodrowego w danym przypadku. Wyniki osteotomii miednicy są generalnie dobre, przy wyjątkowo trwałej odbudowie stawu biodrowego, pod warunkiem, że zwróci się dostateczną uwagę na wskazania i szczegóły techniczne każdej konkretnej osteotomii.

Osteotomie miednicowe, choć wciąż w fazie ewolucji, wywarły ogromny wpływ. Wprowadzając osteotomię okołoocetabularną (PAO) i koncepcję impedancji femoroacetabularnej, Ganz i wsp. [14, 15, 16] znacznie zmienili myślenie wielu chirurgów zajmujących się leczeniem młodzieży i dorosłych z patologią stawów biodrowych wymagającą leczenia operacyjnego. Postęp techniczny w dziedzinie obrazowania pomaga również lekarzom wykrywać i leczyć proces zwyrodnieniowy na znacznie wcześniejszym etapie.

Zaopatrzenie w krew

Acetabulum jest zasilane przede wszystkim przez tętnice okołostawowe, z udziałem wielu lokalnych tętnic. Każda składająca się na nią kość ma własne zaopatrzenie naczyniowe. Tętnica pośladkowa górna (SGA), tętnica obturatora (OA) i tętnica biodrowa obwodowa powierzchowna (SCIA) przyczyniają się do zaopatrzenia okostnego ilium. Łonica jest zaopatrywana przez zespolenie okostne gałęzi z OA, tętnicy nadbrzusza dolnego (IEA) i tętnicy obwodowej przyśrodkowej udowej

(MCFA). Tętnica zewnętrzna powierzchowna i głęboka zewnętrzna pudendalna również mogą się przyczyniać.

Występuje wiele foramin naczyniowych, głównie na bocznym (panewkowym) końcu kości, ale nie ma konsekwentnie umieszczonego foramenu odżywczego. Kość kulszowa posiada wiele foramin naczyniowych na obrzeżu panewki, a kilka na powierzchni miednicy. Kość ta jest zaopatrywana przez gałęzie OA, MCFA i tętnicę pośladkową dolną (IGA).

Ryzyko wystąpienia osteonekrozy fragmentu panewki po osteotomii okołooczołowej (PAO) jest jednym z głównych argumentów używanych przez przeciwników PAO [17]. Jednakże, badanie kadaweryjne przeprowadzone przez Becka i wsp. przy użyciu kolorowego lateksu dowiodło, że nawet po PAO, dopływ krwi do panewki jest utrzymywany poprzez OA oraz przez gałęzie nadokołowe i panewkowe SGA [18].

Podobnie w przypadku acetabuloplastyki półprzewodnikowej lub osteotomii Chiari dochodzi do zaburzeń w dopływie krwi przez SGA, a dopływ krwi do fragmentu panewki będzie zależał od OA i gałęzi MCFA do przedniej ściany [18].

Etiologia

Anormalnie płytka panewka może być wynikiem kilku chorób rozwojowych stawu biodrowego. Niezmiennie dysplazja panewki jest częścią dysplazji rozwojowej stawu biodrowego (DDH), która jest najczęstszą rozwojową chorobą stawu biodrowego. Ponadto inne dziecięce choroby kości udowych, takie jak poślizgnięcie się kości udowej i choroba Legg-Calves-Perthes'a, mogą również powodować dysplazję resztkową panewki stawu biodrowego.

Dysplazja acetabularna może również powstawać wtórnie do niektórych schorzeń nerwowo-mięśniowych, takich jak porażenie mózgowe (CP), choroba Charcota-Marie-Tooth'a, mielomeningocele i artrogrypoza. Może to być postrzegane jako związane z tym odkrycie w zespołach takich jak zespół Ehlersa-Danlosa i zespół Larsona. Zasadniczo, każdy stan, który zakłóca współzależność między głową kości udowej a panewką w okresie wzrostu może prowadzić do dysplazji panewki.

Zasady traktowania. Środki niechirurgiczne

Leczenie jest zasadniczo chirurgiczne; niewiele może być zaoferowane w przypadku leczenia niechirurgicznego. Leczenie objawowe, ćwiczenia wzmacniające mięśnie i odciążające mogą być wykonywane początkowo aż do wykonania osteotomii miednicy. Celem jest wyeliminowanie podrażnień i niestabilności stawu biodrowego oraz zminimalizowanie szans na dalsze zwyrodnienia stawu biodrowego.

Rodzaje zabiegu osteotomii miednicowej

Wszystkie osteotomie miednicowe mają na celu uzyskanie zwiększonej powierzchni panewki obciążającej głowę kości udowej; można tego dokonać poprzez przekierowanie lub przekształcenie panewki lub zwiększenie jej brzegów. Ogólnie rzecz biorąc, osteotomie miednicowe można podzielić na 2 grupy: osteotomie rekonstrukcyjne i osteotomie ratunkowe.

Zabiegi rekonstrukcyjne są wskazane w biodrach, które mają normalną zbieżność stawów bez uszkodzeń chrząstki i które zmniejszają się koncentrycznie na widoku uprowadzenie-wewnętrzna rotacja (AIR). Celem tych zabiegów jest wyrównanie powierzchni stawu i uzyskanie bardziej normalnego obciążenia oraz opóźnienie lub zapobieganie rozwojowi choroby zwyrodnieniowej stawów. Mają one stosunkowo przewidywalne wyniki. Osteotomie rekonstrukcyjne można podzielić dalej na 2 podgrupy: osteotomie kształtujące i osteotomie przekierowujące.

Osteotomie kształtowe zmieniają kształt i wielkość panewki i są stosowane tylko wtedy, gdy chrząstka trójdzielna jest otwarta; należą do nich osteotomie Pembertona i Dega. Osteotomie przekierunkowe zmieniają orientację panewki nie zmieniając przy tym kształtu ani wymiarów panewki. Należą do nich: osteotomia jednonienominutowa Saltera; osteotomia dwunienominutowa Sutherlanda i Hopfa; osteotomia potrójna stalowa, Carlioza i Tönnisa; oraz osteotomia okołoocetabularna (PAO) Ganza (patrz zdjęcie poniżej) **(por. Rysunek 25).**

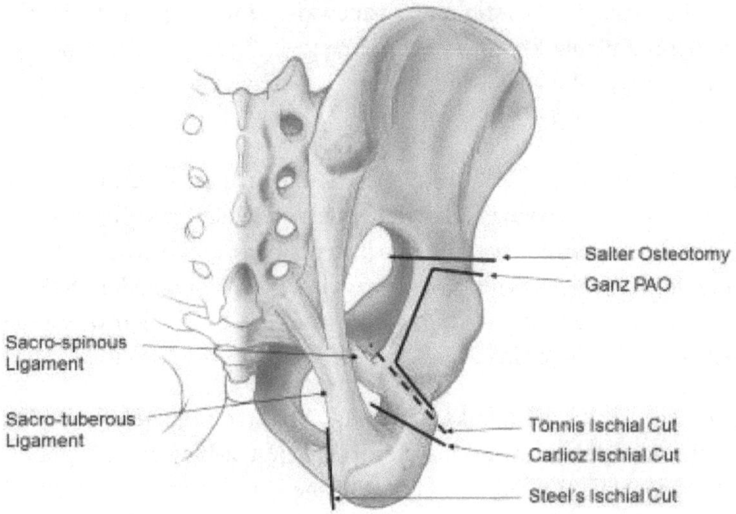

Rysunek 25. Widok z tyłu miednicy ukazujący linie różnych osteotomii miednicy

Natomiast zabiegi ratownicze są wskazane w celu złagodzenia bólu, opóźnienia nieuchronnej artroplastyki, a w międzyczasie poprawy funkcji. Należą do nich osteotomie Chiari i półkowe. Osteotomie ratunkowe wykonywane są często na nieporządnych, już zniekształconych stawach biodrowych. Często mają one mniej przewidywalne wyniki niż osteotomie rekonstrukcyjne.

Wybór zabiegów osteotomii miednicy

Wybór konkretnej osteotomii miednicy zależy od nasilenia dysplazji panewkowej, obecności lub braku zbieżnej redukcji bioder oraz od wieku pacjenta. U dziecka w wieku 2-10 lat, które ma dobrze zredukowane biodro z przednio-bocznym niedoborem panewki w umiarkowanym stopniu, można wykonać zabieg Saltera lub Pembertona.

Zabieg Pembertona, jako konfiguracja panewki - zmieniająca osteotomię, w szczególności zmienia kształt i objętość panewki i jest przydatny przede wszystkim w przypadku panewki płytkiej, pojemnej lub wędrownej [19, 20].

Osteotomia Saltera, z drugiej strony, jest zabiegiem przekierowania, w którym kość wrodzona zostaje całkowicie przecięta, a następnie obrócona i przechylona, aby zapewnić przednie i boczne pokrycie głowy kości udowej bez zmiany prawdziwych wymiarów panewki. Tak więc, procedura Saltera jest wskazana u małego dziecka z panewką, która jest źle skierowana, ale ma normalną konfigurację [21, 22].

U starszego dziecka lub nastolatka z otwartą chrząstką trójdzielną (zwykle powyżej 10 roku życia) osteotomia trójdzielna jest zabiegiem z wyboru. Zabieg ten zapewnia lepszą ruchomość panewki i szerszy zakres jej pokrycia, ale wymaga również szerszego rozcięcia i więcej niż 1 nacięcia skóry.

Po zamknięciu chrząstki trójprądowej, PAO opisany przez Ganza [14] jest procedurą z wyboru autorów. Procedura ta daje rozległą ruchomość panewki [14, 23] i daje chirurgowi możliwość przyśrodkowego przełożenia środka stawu biodrowego, a tym samym poprawę sytuacji biomechanicznej [24]. Ponadto PAO może być skutecznie wykonany poprzez pojedyncze nacięcie skóry [25].

Pacjenci z nieprawidłowym stawem biodrowym są dla chirurga największym wyzwaniem w leczeniu. Jeśli istnieje wystarczający potencjał przebudowy, można rozważyć wykonanie osteotomii bezobjawowej Saltera lub Pembertona. Jednak wynik jest zawsze mniej przewidywalny. Należy również rozważyć dodatkowe zabiegi (np. proksymalną osteotomię skracającą kość udową) wraz z procedurą panewkową w celu dekompresji stawu, szczególnie gdy wymagana jest otwarta redukcja u pacjentów w wieku powyżej 2-3 lat.

U pacjenta starszego niż 10 lat, u którego nie pozostały prawie żadne możliwości przebudowy, wskazane jest wykonanie zabiegu ratunkowego (np. półka lub osteotomia Chiari). Dzięki wprowadzeniu berneńskiego PAO można skutecznie leczyć wiele bioder, które wcześniej uważano za niezgodne, choć leczenie wymaga znacznej reorientacji panewki i może wymagać również osteotomii proksymalnej kości udowej.

Przeformułowanie osteotomii

Jak sama nazwa wskazuje, zmiana kształtu osteotomii jest wskazana w celu zmiany kształtu pojemnej lub obszernej panewki, co czasami jest widoczne u pacjentów z dysplazją rozwojową biodra (DDH) lub porażeniem mózgowym (CP). W zależności od miejsca niedoboru, osteotomię przeprowadza się w celu zapewnienia przedniego lub bocznego pokrycia, przesuwając fragment w dół zawiasem nad chrząstką trójdzielną. W ten sposób u niedojrzałych szkieletowo pacjentów z otwartą chrząstką trójdzielną wskazane jest wykonanie osteotomii kształtowej.

Ponieważ są to osteotomie niepełne, dodatkowa fiksacja zazwyczaj nie jest konieczna, choć często wykonuje się zewnętrzne unieruchomienie.

Osteotomia jednonieniciowa (Salter)

Osteotomia bezobjawowa Saltera jest wskazana w celu skorygowania źle ukierunkowanej panewki u dziecka powyżej 18 miesiąca życia i jest przeznaczona do pokrycia głowy kości udowej odsłoniętej przedsionkowo [21, 22, 26] **(por. ryc. 26).**

Zasada polega na przekierowaniu i obróceniu istniejącej panewki przez symfizę łonową i staw krzyżowo-biodrowy w celu zapewnienia większego pokrycia przednio-bocznego głowy kości udowej. Koncentryczna redukcja głowy kości udowej w panewce prawdziwej u niedojrzałego szkieletowo pacjenta (najlepiej młodszego niż 7 lat) jest warunkiem koniecznym do przeprowadzenia zabiegu. U młodej pacjentki symfiza łonowa jest na tyle plastyczna, że umożliwia rotację panewki w celu uzyskania 20-22° poprawy kąta środkowo-krawędziowego i około 10° poprawy wskaźnika panewki.

Biorąc pod uwagę, że osteotomia Saltera nie zmienia konfiguracji panewki, pojemna panewka, która wymaga jednoczesnego zmniejszenia objętości, jest względnym przeciwwskazaniem dla tego zabiegu.

Punkty techniczne

Dla uzyskania optymalnych wyników, głowa kości udowej powinna być w stanie sięgać poniżej lub do poziomu panewki przedoperacyjnie. W celu obniżenia głowy kości udowej przed osteotomią zaleca się zastosowanie trakcji, jeśli jest to konieczne.

Oczyszczenie nacięcia kulszowego przed cięciem biodrowym jest ważnym krokiem. Tradycyjnie, piła Gigli przechodzi przez nacięcie i jest skierowana do przodu. Osteotomia powinna wychodzić tuż nad przednim, dolnym kręgosłupem biodrowym. Jednakże osteotomię można wykonać za pomocą ostrego osteotomu od przodu do tyłu, zaczynając od prostopadłego do przedniego tylnego kręgosłupa biodrowego.

Następnie dystalny fragment jest ciągnięty doogonowo i do przodu za pomocą klipsa do ręczników, aby uzyskać większe pokrycie przednio-boczne (patrz zdjęcie poniżej). Umieszczenie stopy ipsilateralnej na przeciwległym kolanie zapewni odpowiednią ilość zgięć, uprowadzeń i rotacji zewnętrznej w celu rozluźnienia mięśni dotkniętego stawu biodrowego i ułatwienia większej mobilności panewki. Uzasadniona jest również tenotomia iliopsozy w celu zwiększenia ruchomości fragmentu, jak również zmniejszenia ucisku na głowę kości udowej.

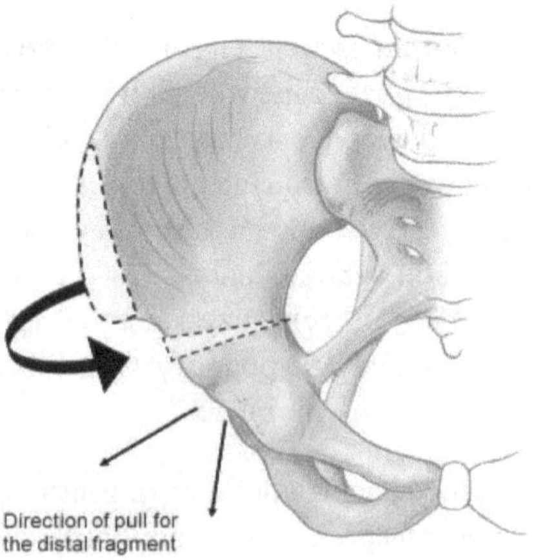

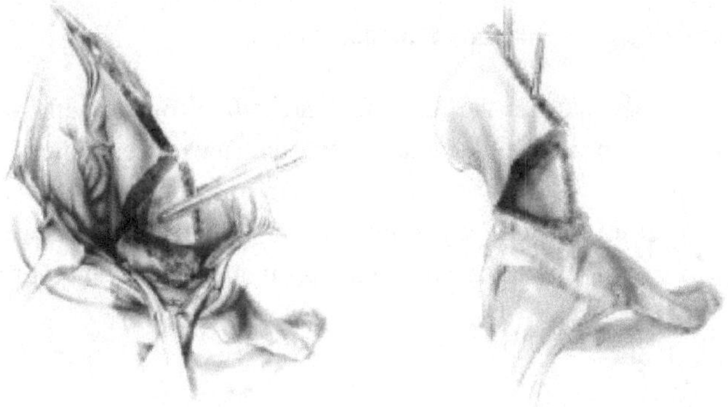

Rysunki 26. Osteotomia inominowana solą

Należy uważać, aby nie dopuścić do przemieszczenia się fragmentu proksymalnego, co prowadziłoby do otwarcia osteotomii w tylnej części nacięcia kulszowego i wydłużenia zaatakowanej kończyny. Przeszczep w kształcie klina trójkątnego, pochodzący z grzebienia kości biodrowej przedniej lub przeszczepu allogenicznego, wprowadza się następnie do otworu i mocuje dwoma drutami Kirschnera lub śrubami skierowanymi posteromedialnie. Mocowanie sprzętowe nie tylko zapobiega utracie korekcji, ale również zapobiega zapadaniu się przeszczepu.

Pooperacyjnie zaleca się wykonanie odlewu pojedynczej przyprawy biodrowej w 30-40° zgięcia i porwania z lekką rotacją wewnętrzną przez 12 tygodni. Drut Kirschnera może być usunięty w 6-8 tygodni, w zależności od złącza radiologicznego w miejscu osteotomii.

W przypadku zwichniętego biodra, które jest niestabilne w momencie redukcji ze względu na strome nachylenie panewki u pacjenta powyżej 18 miesiąca życia, wskazana jest osteotomia bezobjawowa Saltera wraz z otwartą redukcją. Jeśli wraz z osteotomią przeprowadzana jest otwarta redukcja, przez 12 tygodni preferowany jest obustronny odlew ostrogi stawu biodrowego.

Salter zanotował doskonałe do dobrych wyników długoterminowych u 93,6% spośród 140 pacjentów poniżej 4. roku życia, którzy byli leczeni z powodu dysplazji rozwojowej stawu biodrowego (DDH), ale tylko u 56,7%

starszych niż 4 lata [21, 22, 26]. Ze względu na niekorzystne wyniki z wiekiem, osteotomia nie jest zalecana u dzieci starszych niż 10 lat.

Utrata korekcji, przedwczesne zamknięcie chrząstki trójpromieniowej, ponowna dyslokacja lub resubluksacja, a czasem nawet osteonekroza głowy kości udowej spowodowana zwiększonym ciśnieniem w stawie (zwłaszcza, gdy osteotomia jest wykonywana w połączeniu z otwartą redukcją) są zgłaszanymi powikłaniami osteotomii innominowanej przez Saltera.

Osteotomia Pembertona (Pericapsular) (Pericapsular Iliac Osteotomy of Pemberton)

Osteotomia okołokłopatkowa została opracowana przez Pembertona w celu rozwiązania dwóch problemów, które widział on u starszego dziecka z podwichnięciem lub zwichnięciem biodra: panewka nie tylko była "płytka", ale także skierowana do przodu i na boki, a w zwichniętym biodrze głowa kości udowej była zazwyczaj mała w stosunku do panewki, podczas gdy w podwichniętym biodrze panewka była duża w stosunku do głowy kości udowej. Osteotomia została zaprojektowana tak, aby zawisnąć w panewce przez giętką chrząstkę trójpromieniową. Zaobserwował on również, że uzyskany kierunek pokrycia może być różny w zależności od kierunku osteotomii ilium [27, 28] **(por. ryc. 27).**

Osteotomię Pembertona stosuje się u chorych w wieku powyżej 18 miesięcy, którzy nadal mają otwartą chrząstkę trójpromieniową, do przedniej i bocznej osłony panewki [19, 20, 29, 30, 31].

Podejście Smith-Peterson służy do dostępu do wewnętrznego i zewnętrznego stołu skrzydła biodrowego. Zewnętrzna kora biodrowa jest osteotomizowana, cięcie rozpoczyna się tuż nad przednim dolnym kręgosłupem biodrowym i przeprowadzane jest od tyłu i równolegle do kapsuły w kierunku chrząstki trójdzielnej. Stół wewnętrzny jest osteotomizowany, jeśli konieczne jest pokrycie przednie. Należy uważać, aby pozostać w połowie drogi między przednią krawędzią nacięcia kulszowego a tylną krawędzią panewki.

Chirurg eklektyczny rozpoznaje wartość tego zabiegu w leczeniu podwichnięcia lub zwichnięcia biodra za pomocą panewki, która jest stosunkowo duża w stosunku do głowy kości udowej, takiej jak podwichnięcie biodra lub w niektórych neurogenicznych zwichnięciach bioder. Jednocześnie może to być wadą, jeśli nie występuje względna rozbieżność wielkości panewki i głowy kości udowej. Dodatkową zaletą jest możliwość zmiany kierunku pokrycia, zwłaszcza gdy pożądane jest bardziej boczne niż przednie pokrycie. Ostatnią zaletą jest to, że przeszczep kości jest stabilny bez dodatkowych szpilek, co eliminuje konieczność późniejszego usuwania szpilek. W latach 1968-1984 przeprowadzono badania kontrolne 52 bioder leczonych w latach 1968-1984 [32].
Osteotomię zaczyna się około 1 cm powyżej kręgosłupa biodrowego przednio-przedniego i tylnego, utrzymując około 1 do 1,5 cm odstępu od mocowania kapsuły stawowej. Podczas gdy osteotom przesuwa się do tyłu, a następnie w dół przez stawy zewnętrzne, znika on z pola widzenia w mocowaniach tkanek miękkich za tylną częścią kapsuły, a osteotom ma silną tendencję do cięcia w wycięciu kulszowym. Ostrożność w odsłanianiu wycięcia kulszowego jak najdalej w dół ułatwia uniknięcie tego błędu poprzez zobaczenie tej części ilu, która znajduje się pomiędzy wycięciem kulszowym od tyłu a kapsułą stawu biodrowego od przodu. Nie jest jednak możliwe, konieczne ani wskazane, aby narażać tę część ilu na działanie chrząstki trójdzielnej. Ten sam problem występuje przy cięciu kory mózgowej stołu wewnętrznego, ale nie w tym samym stopniu.
Kapsułka nie jest obecna (D), dlatego wystarczy pozostać nieco przed nacięciem kulszowym. W wycięciu rwa kulszowa może być umieszczony zwijacz kobry. Przekręcając go, tkanka zostaje wycofana, co daje dobrą ekspozycję na tylną część dystalną do wycięcia kulszowego, gdzie wizualizacja jest najtrudniejsza.
Nie można zobaczyć końcówki osteotomu, ponieważ kończy się ona osteotomią. Nie jest konieczne i zazwyczaj nie jest możliwe zobaczenie chrząstki trójdzielnej, chyba że panewka jest nadmiernie opuszczona w dół. Po zakończeniu osteotomii można podnieść panewkę w dół do żądanej pozycji i przytrzymać ją tam za pomocą rozpieracza lamelowego.

Osteotomia jest wystarczająco otwarta, aby obniżyć przednie i boczne krawędzie panewki. Wykonuje się przeszczep w kształcie prostokąta, zaczynając od bocznej części ilu i kierując go przyśrodkowo i do tyłu, aby uniknąć zniekształcenia ilu. Przeszczep jest następnie formowany w kształt klina pomiędzy rozproszoną panewką w celu utrzymania korekcji, a na 6-8 tygodni nakładany jest odlew z przyprawy korzennej.

Do zgłaszanych powikłań zalicza się redyspozycję, porażenie nerwu kulszowego oraz osteonekrozę głowy kości udowej spowodowaną uciskiem przednim. Sukces jest bardziej przewidywalny, jeśli osteotomia zostanie wykonana u pacjenta młodszego niż 4 lata. Faciszewski i wsp. stwierdzili, że w 10 lat po osteotomii Pembertona w populacji chorych, którzy w momencie zabiegu mieli 4 lata, wskaźnik sukcesu wynosił około 81% [32].

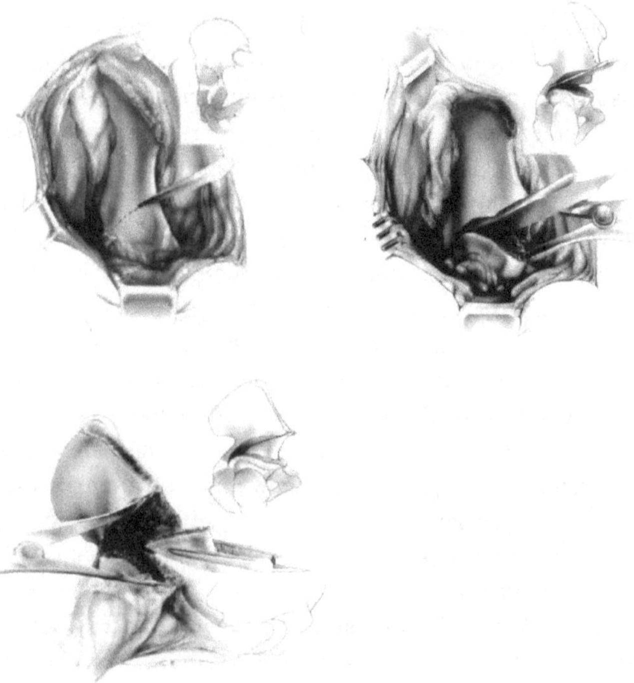

Rysunki 27. Osteotomia Pembertona (perykapsularna)

Dega osteotomia (Pericapsular Iliac Osteotomy of Dega)

W pierwszym wydaniu tego atlasu [33], osteotomia Dega została opisana jako podobna do osteotomii opisanej przez Albee [34]. Mubarak i jego współpracownicy [35], w swoim wstępnym raporcie o osteotomii miednicy stosowanej w leczeniu zwichniętego biodra w porażeniu

mózgowym, opisali osteotomię Dega jako podobną do proce dure Albee'ego. Lee i Carroll [36] nawiązywali do podobnej osteotomii, którą przypisywali Albee'emu, a którą stosowali od kilku lat u dziecka ze szpiczakiem i podwichniętym lub zwichniętym biodrem. Duża część tego zamieszania wynikała z błędnych ilustracji w raporcie Degi [37]. Pokazują one osteotomię rozciągającą się przez nacięcie kulszowe bez pozostawienia zawiasu, a także nie pokazują podziału ściany przyśrodkowej ilium. Następnie Mubarak i jako towarzysze [38] wyjaśnili swoje wrażenia na temat różnic między zgłaszaną przez nich osteotomią, osteotomią Albe'a i osteotomią Dega **(por. Ryc. 28).**
Dega opracował swoją osteotomię w leczeniu zwichnięcia rozwojowego biodra, aby zaspokoić potrzebę pokrycia przednio-bocznego. W koncepcji osteotomia Dega jest bardziej podobna do osteotomii Pembertona niż jakakolwiek inna: jest niepełną osteotomią miednicy, zmienia kształt panewki, ma zawias tylny, może zapewnić zmienną ilość pokrycia przednio-bocznego i nie może wystarczająco zwiększyć pokrycia tylnego, ponieważ to właśnie tam pozostaje zawias. Podczas gdy osteotomia Pembertona kończy się na kończynie ilioischialnej chrząstki trójdzielnej i całkowicie rozdziela kość biodrową od przedniej do tej części, osteotomia Dega kończy się tuż nad poziomą częścią chrząstki trójdzielnej (część ilioischialna i iliopubiczna) i pozostawia tylną część zarówno wewnętrznej, jak i zewnętrznej kory biodrowej tuż przed nacięciem kulszowym, tworząc zawias.

Koncepcja osteotomii Dega jest podobna do koncepcji osteotomii Pembertona, która polega na zmianie konfiguracji lub kształtu pojemnej panewki poprzez zawiasowanie fragmentu przez otwartą chrząstkę trójdzielną. Jednak w odróżnieniu od osteotomii Pembertona, która zwiększa pokrycie przednio-boczne, osteotomia Dega polega na wycięciu tylko bocznej części ilium i tym samym zapewnia pokrycie posterolateralne (patrz zdjęcie poniżej).

Osteotomia (B) rozpoczyna się na korze bocznej wzdłuż linii krzywoliniowej, która zaczyna się tuż nad kręgosłupem biodrowym przednio- i tylnym, kontynuuje łuk w kierunku przeciwnym, pozostając ponad panewką, a kończy się w kierunku przeciwnym 1 do 1,5 cm przed osiągnięciem nacięcia kulszowego.

Na życzenie chirurga można użyć kołków prowadzących. Kołki te mogą być pomocne, jeśli chirurg nie ma pewności co do położenia właściwego punktu wyjścia po stronie przyśrodkowej. Ze względu na trudności w oglądaniu tak skomplikowanej trójwymiarowej struktury jak panewka w dwóch wymiarach na ekranie radiologicznym, należy użyć trzech pinów. Jedna szpilka umieszczana jest od przodu, jedna w najwyższym punkcie nad panewką, a druga od tyłu.

Usunięta z kości udowej kość służy do utrzymania osteotomii w odpowiedniej pozycji. Trudno odróżnić na podstawie tego zdjęcia radiologicznego różnicę między tą osteotomią a osteotomią Pembertona, chociaż są one wykonywane w zupełnie inny sposób. C, D: Przebudowa panewki odpowiednio 1 rok i 2 lata i 3 miesiące po zabiegu. (Dzięki uprzejmości W. Timothy'ego Ward, M.D., Pittsburgh Children's Hospital, Pittsburgh, PA.).

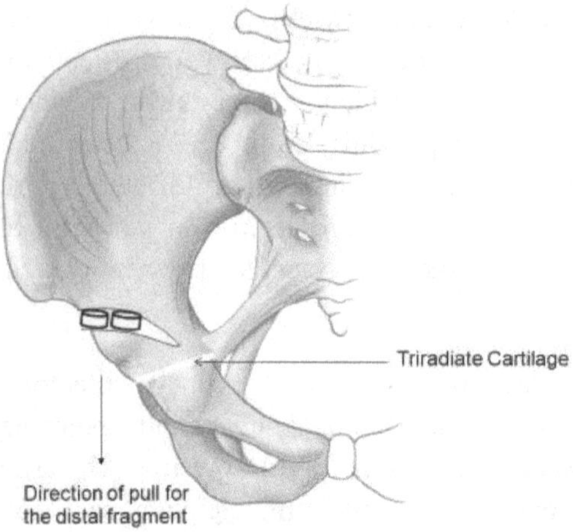

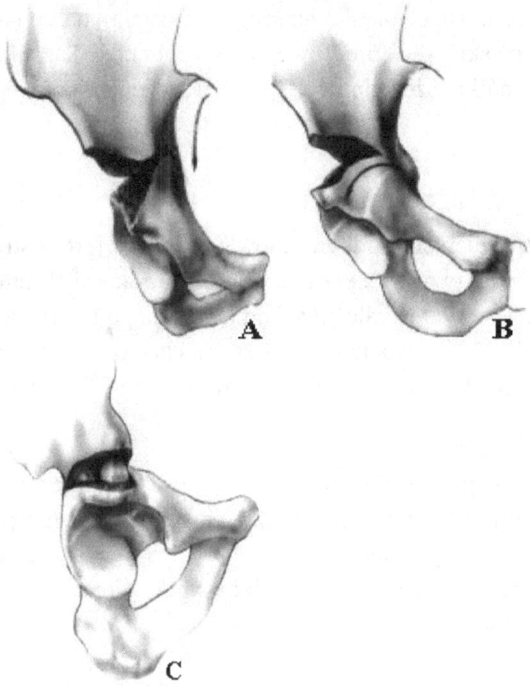

Rysunki 28. Osteotomia dega (perykapsularna)

Niedobór posterolateralny często występuje w acetabule dysplastycznej u pacjentów z CP. Osteotomia Dega miednicy jest powszechną procedurą w tej populacji pacjentów i często jest połączona z osteotomią proksymalną kości udowej.

Arthroplastyka regału Albee Shelf

Osteotomia półkowa

Osteotomia półkowa (shelf acetabuloplastyka) zapewnia dodatkowe wsparcie stawu w celu zapobieżenia podwichnięciu głowy kości udowej i rozszerzenia obszaru nośnego stawu biodrowego. Osteotomia półkowa jest również wskazana, gdy konieczne jest powiększenie panewki nawet po wykonaniu innej osteotomii miednicy **(por. ryc. 29).** Opisano różne środki chirurgiczne mające na celu zapewnienie lepszego pokrycia, takie jak odbicie zewnętrznej kory skrzydła biodrowego w dół nad kapsułą, zastosowanie procedury półki szczelinowej oraz wszczepienie półki wewnątrzkapułkowej.

Punkty techniczne

Poprzez podejście Smith-Peterson, odbita głowa odbytu jest ostro podzielona. Tuż nad kapsułą tworzy się szczelina o głębokości 1 cm, rozciągająca się do przodu i do tyłu w zależności od pożądanego pokrycia i konturu kapsuły. Przeszczep kortykociągowy jest mocno osadzony w szczelinie i jest mocowany do kapsuły głównej za pomocą 2 szwów mocujących.

Boczna ściana ilium tuż nad przeszczepem jest szorstka z zadziorami, a przeszczep kortykociągowy jest trzymany nad półką, aby zwiększyć tempo połączenia. Odbita główka odbytu jest wiązana z powrotem w celu zabezpieczenia przeszczepu i przytrzymania półki z pochyloną w dół boczną krawędzią przeszczepu.

Po skompletowaniu półki należy dokładnie sprawdzić zakres ruchu stawu biodrowego, aby potwierdzić, że ani szyja kości udowej, ani większy trochanter nie przeszkadzają".

W pierwszym wydaniu tego atlasu [27] opisana tu procedura została przypisana Dega z powodu raportu Mubaraka i kolegów [35]. Nie był to prawdziwy opis osteotomii Degi, ale zamieszanie jest zrozumiałe przy przeglądaniu ilustracji w jego raporcie [37]. Następnie Mubarak i koledzy [35] wyjaśnili swoje rozumienie różnic między osteotomią, którą opisali, a tą rzeczywiście wykonaną przez Vegę, i opisali swoją osteotomię jako modyfikację osteotomii Vegi. Ponieważ dalsze wyjaśnienie osteotomii Degi nastąpiło za pośrednictwem chirurgów, którzy faktycznie z nim pracowali, stało się jasne, że operacja opisana przez Mubaraka i współpracowników [39] jest raczej modyfikacją procedury półki opisanej przez Albeego [40] niż osteotomią Degi.
Albee wykonał swoją osteotomię w czasie ograniczonej operacji i bez śródoperacyjnej kontroli radiologicznej. W tym okresie zabiegi na półce zwilżały jedyne zabiegi służące dodaniu pokrycia do panewki; cały obiekt

był w fantazji. Duża część późniejszych dyskusji na temat różnic pomiędzy osteotomią Albee'ego i innych osób dotyczyła tego, jak głęboka i dokładna jest droga osteotomii. Tego nie da się ustalić. Trevor i współpracownicy [41] opisali procedurę, którą przypisali A. O. Parker. Albee nie jest przypisany, chociaż opis jest uderzająco podobny. Przez kilka lat Lee i Carroll stosowali operację, którą przypisali Albee do leczenia niedoboru panewki u dzieci z mielomeningocelem. Uznali oni, że w tych paraliżujących biodrach konieczne jest tylne pokrycie i zrozumieli, że ta osteotomia zapewni to pokrycie tylne [36]. Mubarak i jego współpracownicy [39] donosili o stosowaniu osteotomii podobnej do tej, którą stosuje Albee w leczeniu biodra w porażeniu mózgowym. Ich raport dostarcza pierwszego użytecznego opisu tej osteotomii wraz z modyfikacjami, które spopularyzowały tę procedurę. W niedawnym doniesieniu o stosowaniu tej osteotomii w jednoetapowej korekcji dysplastycznego stawu biodrowego w porażeniu mózgowym określano ją jako acetabuloplastykę San Diego [42].
Osteotomię rozpoczyna się około 0,5 do 1 cm powyżej panewki na linii, która ex ciągnie się od przednio-tylnego kręgosłupa biodrowego do nacięcia kulszowego. Kora jest całkowicie podzielona prostą osteotomią wzdłuż pożądanej linii. Następnie za pomocą chirurga Kerrison'a usuwa się korę przednią i tylną, ponieważ rozciąga się ona wokół przyśrodkowej ściany biodrowej. Jest to niezbędne do umożliwienia swobodnego zginania się fragmentu. W odróżnieniu od osteotomii Dega, która przecina znaczną część kory biodrowej przyśrodkowej, te dwa obszary usunięte za pomocą chirurga Kerrisona (B) są jedynymi nacięciami w ścianie przyśrodkowej.
Wysokość pokrycia powinna być zweryfikowana, a chirurg powinien mieć pewność, że przeszczepy są bezpieczne. Nie jest konieczne żadne wewnętrzne utrwalenie. Rana jest zamknięta.

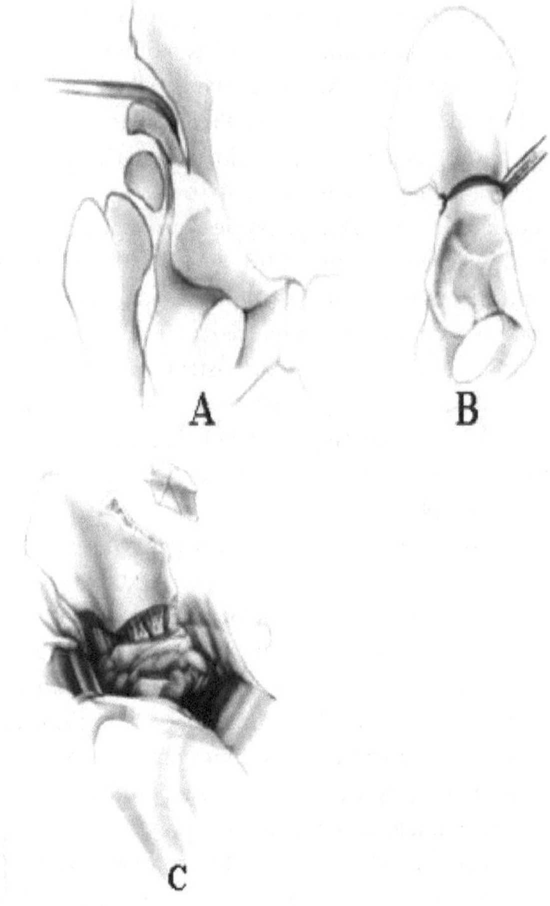

Rysunki 29. Osteotomia AlbeeShelf

Potrójna innominowana osteotomia

W celu dalszego promowania ruchomości panewek u dzieci starszych i tych, u których konieczna jest większa korekcja, opracowano osteotomię trójdzielną. Oprócz osteotomii Saltera wykonuje się również osteotomie w obrębie łonówki i kośćca kulszowego w celu wspierania ruchomości i skutecznej rotacji fragmentu panewki **(por. ryc. 30).**

Ponieważ złożona anatomia więzadeł kapsuły biodrowej i tylnej części miednicy wywołała kontrowersje co do najlepszej lokalizacji cięcia łonowego i kulszowego, opracowano kilka różnych zabiegów osteotomii potrójnej. Można jednak sformułować następującą prostą ogólną zasadę: Im bliżej stawu biodrowego znajdują się osteotomie, tym większa jest zdolność chirurga do obracania panewki i uzyskania lepszego pokrycia głowy kości udowej.

Le Coeur był pierwszym, który opisał potrójną osteotomię miednicy. Doradził on przecięcie górnego i dolnego odgałęzienia łonowego przez małe nacięcie na środkowym odcinku górnego uda. Ilium zostało poddane poprzecznej osteotomii poprzez podejście Smitha-Petersona tuż nad dachem panewki. Następnie panewka została obrócona w bok i w dół, aby pokryć głowę kości udowej.

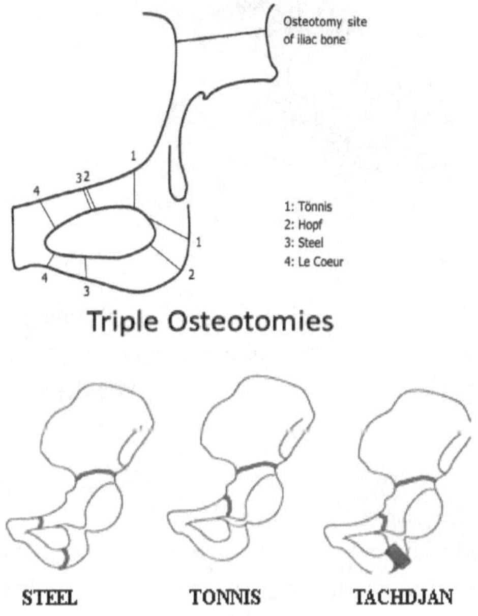

Rysunki 30. Kilka głównych modyfikacji osteotomii potrójnej

Rysunki 30. Przedstawiono kilka istotnych modyfikacji osteotomii potrójnej, a także linię osteotomii berneńskiej oraz osteotomię obrotową panewkową. W stalowej osteotomii potrójnej osteotomii, ramus łonowy i kość kulszowa przed tuberozy są osteotomizowane. Miejsce przeprowadzenia osteotomii kośćca kulszowego i łonowego w metodzie Tönnisa jest bliższe panewce w porównaniu z osteotomią Steel'a. W przypadku osteotomii potrójnej metodą Hopfa tuberosity izchialne są osteotomizowane bliżej środka stawu biodrowego niż w przypadku procedury Steel. W przypadku osteotomii Le Coeur'a łonowy i ramus kulszowy są osteotomizowane bliżej symfizmy łonowej w porównaniu z zabiegiem Steel'a.

Potrójna innominowana osteotomia stali

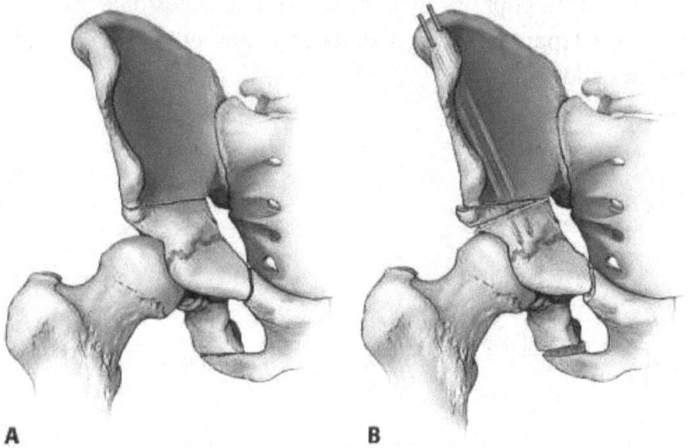

Rysunki 31. Przedstawienie 3-D osteotomii biodrowej, kulszowej i łonowej. B. TIO umożliwia obrót całej panewki wokół głowy kości udowej bez uszkodzenia chrząstki trójdzielnej u niedojrzałego szkieletowo dziecka.

Stal opracowała procedurę chirurgiczną, w której kość kulszowa jest dzielona na tuberosity przez podejście posteroinferyczne z płytką główną pacjenta. Następnie ilium i łonowinę dzieli się przez podejście przednie podobne do tego, które zastosowano w osteotomii Saltera [43] **(por. Ryc. 31)**.

Wadą stalowej osteotomii jest to, że cięcie kulszowe znajduje się poniżej więzadeł krzyżowych i krzyżowo-kolcowych, co oznacza, że te więzadła ograniczają ruchomość panewki. Dlatego też technika osteotomii potrójnej ze stali jest dopuszczalna w przypadku lekkiej i umiarkowanej dysplazji panewki, ale nie w przypadku bioder, w których wymagana jest większa reorientacja panewki.

Zaleca się wykonanie osteotomii stalowej po zamknięciu epifizy kośćca [44]. Nie jest ona odpowiednia w przypadku dysplazji stawów biodrowych wtórnych do stanów nerwowo-mięśniowych, takich jak porażenie mózgowe (CP), szpiczakowatość, rozszczep kręgosłupa czy choroba Charcota-Marie-Tooth. Inne wady procedury stalowej obejmują następujące wady:

- Cięcie kość kulszowa znajduje się w obszarze obciążonym, co może być bolesne, gdy pacjent siedzi po operacji. Ze względu na ograniczenia narzucone przez pozostałe nienaruszone więzadło krzyżowo-kolcowe istnieje mniejsza możliwość reorientacji panewki, dlatego zabieg powinien być

- zarezerwowane dla łagodnej dysplazji lub, jak wskazano, uzupełnione osteotomią półkową

Lateralizacja stawu biodrowego została również zgłoszona przez niektórych autorów. Inne powikłania związane z zabiegiem to paraliż jelita krętego, zapalenie mięśni kostnych, niejednorodność kość kulszowa oraz trudności położnicze u pacjentek wtórne w stosunku do inwazji kośćca.

Potrójna innominowana osteotomia Tönnisa

Tönnis zmodyfikował osteotomię trójdzielną poprzez zmianę położenia cięcia kulszowego [45] **(por. ryc. 32).** Dostęp do kośćca kulszowego odbywa się przez podejście tylne bezpośrednio nad cewką kulszową, a osteotomię kość kulszową rozpoczyna się proksymalnie do więzadła krzyżowego i kieruje się proksymalnie tak, aby wychodziła proksymalnie do więzadła krzyżowo-kolcowego.

Zaletą osteotomii Tönnisa jest poprawa ruchomości fragmentu panewki, co można przypisać obejściu więzadeł krępujących, jak również bliskości osteotomii do panewki.

Wady obejmują techniczną złożoność procedury i bliskość cięcia kulszowego w stosunku do nerwu kulszowego (który w związku z tym jest narażony na wysokie ryzyko). W badaniu kadawersyjnym de Kleuver i inni stwierdzili, że żyła udowa była również zagrożona podczas cięcia łonowego [46]. Następnie na podstawie analizy radiostereometrycznej doniósł, że 4 z 6 głów udowych były lateralizowane pooperacyjnie.

Podobnie jak w większości osteotomii potrójnych, stabilność fragmentu panewki jest nieco ograniczona; w związku z tym może być konieczne wykonanie pooperacyjnego odlewu ostrogi biodrowej.

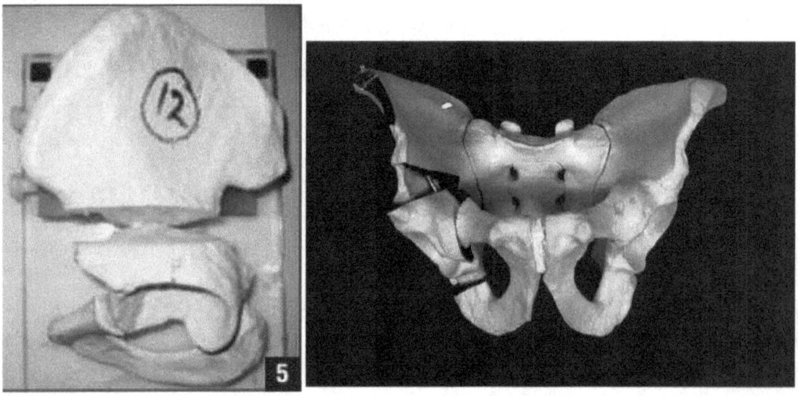

Rysunki 32. Osteotomia *Tönnisa*

Triple innominate osteotomy Carlioza

Carlioz opracował technikę chirurgiczną, w której osteotomia kulszowa różni się nieznacznie od osteotomii w Tönnis i Steel [47]. W tym wariancie cięcie kość kulszowa zaczyna się tuż poniżej panewki i przebiega poziomo pomiędzy więzadłami krzyżowo-kolcowymi i krzyżowo-żuchwowymi.

Wszystkie 3 osteotomie potrójnie innominowane wymagają oddzielnego nacięcia skóry w tylnej części guza kulszowego. Umiejscowienie i utrwalenie przeszczepu kostnego w tylnej części kości jest zasadniczo podobne do odpowiadających im etapów procedury Saltera. Użycie tymczasowej śruby Schanza pomaga łatwo zmobilizować fragment. Należy również zadbać o to, aby nie dopuścić do ingerencji mięśni pomiędzy cięciami, aby w przyszłości uniknąć ich niejednorodności.

W wyniku większej mobilności fragmentu dystalnego odnotowano poprawę kąta środkowo-krawędziowego o 33° oraz spadek kąta panewki Sharpa o około 15°. Faciszewski i wsp. odnotowali 94% sukces w ciągu 7 lat.

W operacji opisanej przez Stal [48] cała powierzchnia nóg i pośladków jest przygotowana i obłożona. Operację rozpoczynamy od nacięcia poprzecznego (A) około 1 cm cefalada od fałdu naturalnego. Nacięcie to jest pogłębiane aż do mięśnia pośladkowego (gluteus maximus). Ważne jest, aby w tym momencie uzyskać szeroką ekspozycję we wszystkich kierunkach, w przeciwnym razie pozostała część ekspozycji będzie trudna. Przyśrodkowa granica mięśnia pośladkowego maksymalnego (gluteus maximus) zostaje zidentyfikowana i uwolniona, co pozwala na boczne cofnięcie się tego mięśnia, odsłaniając przywiązania mięśniowe do rurkowatości kulszowej.
Biceps kości udowej i mięśni półścięgnistych wstawia się wspólnym ścięgnem. Wstawka ścięgnista mięśnia półbłoniastego leży do niej bocznie, a nerw kulszowy do wstawki półbłoniastej. Jeśli długa głowa bicepsa udowego jest rozcięta i oderwana (B), można określić odstęp między mięśniem półścięgnistym i półbłoniastym. Odstęp ten jest idealnym miejscem do przeprowadzenia osteotomii kośćca kulszowego. Najlepiej jest dostatecznie odsłonić to miejsce osteotomii, aby można było usunąć co najmniej 1 cm kości. Gwarantuje to, że okostna nie będzie trzymała końcówek kości razem, co może ograniczyć ruchomość fragmentu. Ponadto pozwala to na pewne przemieszczenie przyśrodkowe fragmentu panewki, które w przypadku tego zabiegu ma tendencję do lateralizacji.
Ramus kość kulszowa jest rozcinany podskórnie. Zazwyczaj nie jest możliwe pozostanie podkostnie przez cały czas, ale należy uważać, aby pozostać w bliskiej odległości od kości. Wokół kośćca kulszowego i na zewnątrz przez otwór zasuwnicy przepuszcza się zakrzywione kleszcze lub retraktor nerkowy, np. szeroki, zakrzywiony retraktor Crego, w celu podniesienia mięśni zasuwnicy i ochrony wewnętrznych naczyń i nerwów.

Wstępne cięcie może być takie, jak opisane przez Stal [48], jednak wielu chirurgom łatwiej jest usunąć część kości za pomocą chirurga. Ma to tę dodatkową zaletę, że zapewnia większą ruchomość fragmentów, które zwykle są trzymane razem przez grubą okostną i otaczające ją więzadła. Po zakończeniu tego procesu rana jest zamykana.
Główną pułapką w tej ekspozycji jest to, że chirurg uważa, że ekspozycja jest wystarczająco przyśrodkowa i rozpoczyna osteotomię tylko po to, aby odkryć, że rozciąga się ona do panewki przedsionkowej. Ważne jest, aby zidentyfikować gruźlicę pektynową i odbić od niej mięsień pektynowy. Osteotomia powinna być przyśrodkowa do tego gruczołu pektynowego. Jeśli chodzi o kość kulszową, to zakrzywione kleszcze lub zwijacz przepuszczane są przez ramię łonowe w pierwszej kolejności, a w drugiej kolejności z otworu zasuwnicy w dolnej części podczas kontaktu z kością. Osteotom jest skierowany przyśrodkowo, aby przeciąć ramus łonowy. Do wykonania osteotomii można użyć również chirurga.
Po zwizualizowaniu wprowadzenia strun hamujących do kośćca kulszowego, naświetlanie odbywa się przede wszystkim wzdłuż ramusa kośćca. W tym momencie okostna jest nacięta i podniesiona. Wokół kośćca kulszowego przepuszcza się kleszcze w celu ochrony znajdujących się pod nim struktur, a osteotom wykorzystuje się do podziału ramusa kośćca kulszowego.

Osteotomia w podwójnej innominacji

Osteotomia jednoimienna staje się trudniejsza po 6-7 roku życia, ponieważ sztywność kości łonowej ogranicza ruchomość panewki. W konsekwencji, oprócz osteotomii Saltera, niektórzy chirurdzy sugerują podział kości miednicy, aby dać panewce większą swobodę rotacji i uzyskać pożądane pokrycie przednio-boczne głowy kości udowej.

Osteotomia z podwójną innominacją jest często wskazywana u starszych dzieci (często w wieku powyżej 6-7 lat) lub młodzieży, u której pożądane jest pokrycie powyżej 25°. Koncentryczna redukcja stawu biodrowego z zadowalającą przestrzenią chrząstki i zgodnością są warunkiem wstępnym dla każdego rodzaju osteotomii podwójnie innominowanej.

Podwójnie unominować osteotomię Hopfa

W osteotomii podwójnie innominowanej Hopfa, osteotomia biodrowa jest podobna do tej w zabiegu Saltera. Druga osteotomia wykonywana jest w środkowej części panewki przez cienki przesmyk pomiędzy panewką a łonikiem. Następnie osteotomię mocuje się za pomocą 1 lub 2 drutów Kirschnera, a następnie przez 6 tygodni wykonuje się odlew osteotomii biodrowej. Zgłoszone powikłania obejmują uszkodzenie chrząstki stawowej podczas zabiegu oraz utratę pozycji po zabiegu.

Podwójnie wrodzona osteotomia Sutherlanda

W osteotomii podwójnie innominowanej Sutherl'a pierwsze cięcie jest podobne do osteotomii Saltera, a drugie wykonuje się tuż bocznie do symphysis pubis **(por. Ryc. 33)**. Zaletą osteotomii podwójnie innominowanej u Sutherlanda jest to, że zapewnia pewną medializację stawu biodrowego i minimalizuje ryzyko uszkodzenia rosnącej chrząstki trójdzielnej u dzieci oraz chrząstki stawowej we wszystkich grupach wiekowych. Potrzebne jest jednak dodatkowe nacięcie poprzeczne ponadpodstawowe, które stwarza pewne ryzyko dla struktur neuronaczyniowych w obrębie nadbrzusza.

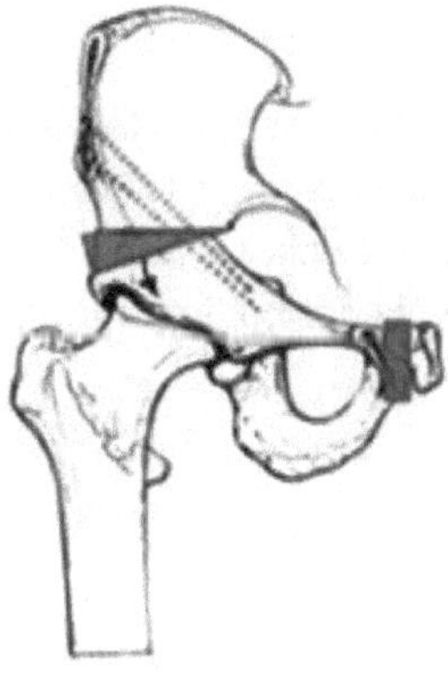

Rysunek 33. Osteotomia podwójnej insominacji w Sutherland

Opieka pooperacyjna i odlewy przypraw na biodra są podobne do tych, które są zalecane w przypadku wspomnianych wcześniej osteotomii.

W początkowym raporcie z 1977 r. Sutherland i inni zgłosili wzrost kąta środkowo-krawędziowego o 22° oraz obniżenie wskaźnika panewkowego o 19,5° i zalecili wykonanie osteotomii z podwójną innominacją u dzieci powyżej 6 roku życia.

Osteotomia periacetabularna Ganza (Bernese)

W 1988 r. Ganz wprowadził koncepcję osteotomii okołoocetabularnej (PAO) jako sposób reorientacji panewki dysplastycznej po zamknięciu chrząstki trójdzielnej **(por. rys. 34).** Celem zabiegu była osteotomia 3 kości miednicy w pobliżu panewki, tak aby uzyskać maksymalną swobodę obrotu i pochylenia fragmentu panewki w pożądanej pozycji u młodzieży i młodych dorosłych [49].

Zwiększona ruchomość fragmentu panewki pozwala chirurgowi na reorientację panewki w płaszczyźnie strzałkowej i wieńcowej przy jednoczesnym przyśrodkowaniu środka stawu biodrowego, poprawiając tym samym biomechanikę stawu biodrowego 24]. Inne zalety PAO Ganza są następujące:

- Zastosowano pojedyncze nacięcie [50]
- Ponieważ tylny słup miednicy pozostaje nienaruszony, możliwa jest natychmiastowa mobilizacja chorego pooperacyjna [49, 51, 52].
- Średnica miednicy jest zachowana [53], co pozwala na prawidłowy poród dziecka u kobiet i jednocześnie zapewnia dostęp do artrotomii.

Punkty techniczne

Poprzez pojedyncze nacięcie skóry przedniej i zmodyfikowane podejście Smith-Peterson, wykonuje się 4 nacięcia, aby całkowicie uwolnić panewkę z miednicy (patrz obrazek poniżej).

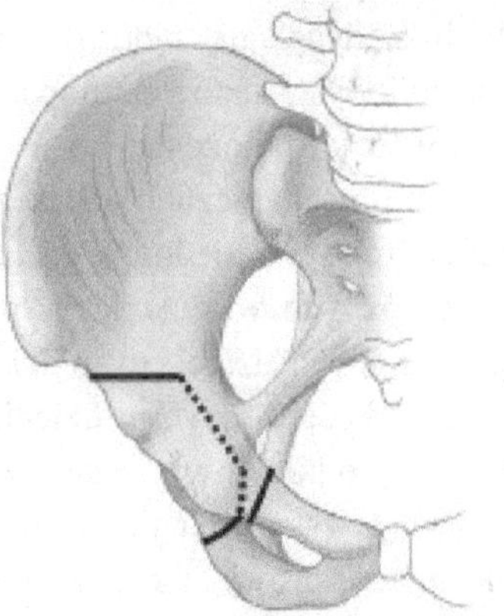

Widok miednicy z przodu, pokazujący linie osteotomii periacetabularnej Ganza

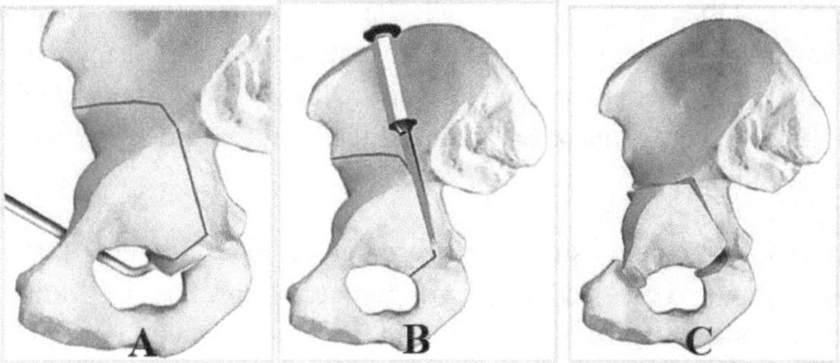

Rysunki 34. Osteotomia periacetabularna Ganz

Osteotomia przesunięć naczyń krwionośnych miednicy

Osteotomia Chiari

Zasadą chirurgiczną osteotomii miednicy Chiari (PO) jest przemieszczenie przyśrodkowe nieuszkodzonego stawu biodrowego, które jest osiągane przez osteotomię tuż nad panewką, tworząc w ten sposób dach dla pokrycia głowy kości udowej **(por. Ryc. 35).** Kapsułka stawu krzyżowego przekształca się w fibrochrząstkę. Zabieg został wykonany po raz pierwszy przez Karla Chiari w Wiedeńskiej Uniwersyteckiej Klinice

Ortopedii w 1952 roku. Koncepcja ta została opracowana z powodu niezadowalających wyników popularnych wcześniej operacji półkowych (54,55), szczególnie u młodzieży i dorosłych z dysplazją biodrową i podwichnięciem głowy kości udowej. Techniki te były w stanie zbudować dach nad głową kości udowej, ale nie skorygować jej położenia, co jest kluczowe dla osiągnięcia prawidłowej funkcji biomechanicznej poprzez przywrócenie fizjologicznej dźwigni ramienia mięśni miednicy [56]. Początkowo Chiari stosował swoją technikę w różnych wskazaniach, w tym wrodzone zwichnięcie stawu biodrowego u małych dzieci, dysplazja stawu biodrowego z lub bez podwichnięcia głowy kości udowej u dzieci, młodzieży i dorosłych, a także choroby zwyrodnieniowej stawów biodrowych. Później Chiari sam ograniczył swoje wskazania dotyczące leczenia małych dzieci poniżej 4. roku życia, gdzie zdrowy chrząstkowy dach ma wystarczający potencjał do zbudowania funkcjonalnego dachu i dlatego takie techniki jak Salter [57], Pemberton [27], czy Dega [37] osteotomie mają tę zaletę, że zapewniają pokrycie głowy chrząstką hialinową [57]. Obecnie pole wskazań dla osteotomii Chiari uległo dalszemu zawężeniu poprzez wprowadzenie osteotomii reorientacyjnych panewki [58] i całkowitej artroplastyki biodra. Dlatego też staranny dobór pacjentów, którzy skorzystają z tej techniki, jest kluczem do osiągnięcia pomyślnego wyniku.

Osteotomia Chiari opiera się na przesuniętym bocznie ilu, który podtrzymuje głowę kości udowej za pomocą kapsułki w formie przeszczepu w stylu interpozycyjnym; zakłada się, że między głową kości udowej a ilem rozwija się włóknistość. Zabieg polega na przyśrodkowaniu stawu biodrowego, a także poszerzeniu pola kontaktu głowy kości udowej. Pokrycie głowy kości udowej jest zależne od szerokości ilium.

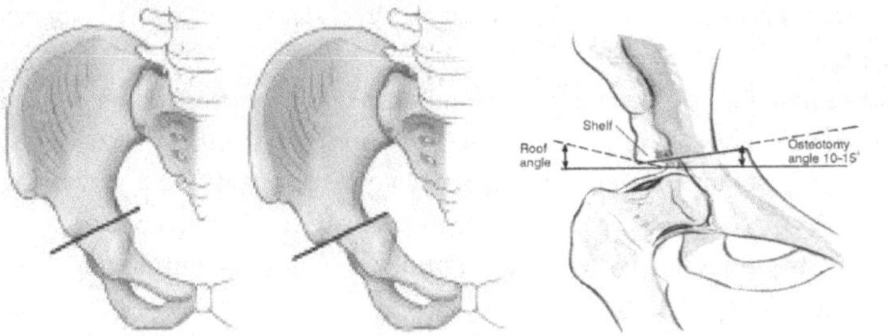

Rysunek 35. Osteotomia Chiary'ego

Podczas osteotomii konieczne jest skierowanie dłuta od 10 do 15 stopni w górę w kierunku wewnętrznego stołu kości biodrowej. Pozycja dłuta musi być kilkakrotnie zmieniana, co jest ułatwione przez użycie dwóch lub trzech dłut obok siebie i wymianę na przemian. Osteotomia jest przeprowadzana przez korę przyśrodkową.

Zygzak Osteotomia łączona Allograft włóknisty

Hung Zygzak Osteotomia miednicowa

W 2011 r. zgłaszano stosowanie techniki chirurgicznej acetabularplastyki z użyciem osteotomii miednicy zygzakowatej połączonej z Allograftem Fibularnym (HZPO) dla DDH [59].

Jeśli w znieczuleniu ogólnym nie można było porwać biodra porywacza powyżej 60°, należy wykonać tenotomię śluzową. Test stabilności Zadeh'a został zastosowany po OR [1], co było głównym wskaźnikiem konieczności wykonania osteotomii miednicy **(por. ryc. 36).** Ujawniają one tylko wewnętrzny płat naczynia, nie ujawniają zewnętrznej części ilium. Odległość nacięcia Bikini AnteroSuperior spine 1,5-2 cm **(cf. Ryc. 37).** Osteotomia idiologiczna, pierwsza linia, linia poprzeczna tuż nad przednim, tylnym kręgosłupem biodrowym 5 mm; druga linia, zejdź w dół i wewnętrznie skośna, aby utworzyć z pierwszą linią kąt 90 lub 135 ° (utworzyć kąt 90° z AI < 45° i 135° z AI > 135° - kąt α) odległość 5 - 7 mm; linia pragnienia, aby przejść skośnie do wewnątrz, aby utworzyć kąt 90 - 135 ° również z drugą linią (utworzyć kąt 90° z AI < 45° i 135° z AI > 135°- kąt β). Odległość 8 do 10 mm i pozioma pierwszej linii; linia czwarta, linia pragnienia połączona i w dół, odległość 10 mm; linia piąta, prostopadła do linii czwartej, przechodzi w linię poziomą, odległość 6-8 mm długości. Po obrysowaniu osteotomii miednicy, wykonanej za pomocą wielu otworów, do wykonania cięć wykorzystano mały osteotom szpiczasty, łączący te otwory **(por. Ryc. 38).**

Następnie za pomocą kirety usuń z obu stron kałużę po obu stronach na górze i na dole kału ilium, aby utworzyć szczelinę przyjmującą allograft strzałkowy. Fibular Allograft jest umieszczany pomiędzy dwoma stronami ilu i utrzymuje jego ruch, tak że potrzebne jest przesunięcie poprzeczne fibularnego przeszczepu o 2 mm, a fibularny allograft jest ściskany pomiędzy obu stronami na górnym i dolnym segmencie ilu **(patrz rys. 39).**

Aby zmierzyć odległość od spodu odcinka miednicowego od 11 do 13 mm, zgodnie z techniką Saltera [57] zmierzono równą odległość od przedniego górnego kręgu biodrowego do przedniego dolnego kręgu biodrowego i przedniego biodra przedniego. Osteotomia powinna być bardzo stabilna, gdy oba odcinki są zajęte.

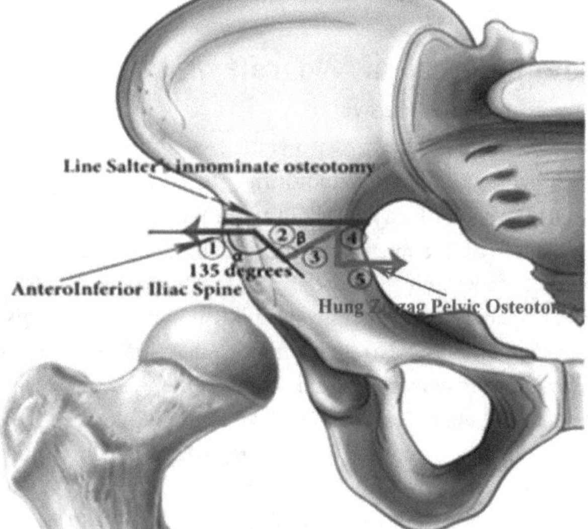

Rysunek. 36. Linie osteotomii Ilium. Kąt α i β wynosi 135°.

Dystalny odcinek kości biodrowej przechodzi przez symfizę łonową, jak w przeszczepie Saltera, i jest ciągnięty dokładnie w ten sam sposób, a więc przednie i boczne pokrycie panewki występuje jednocześnie, jak to opisują

Salter i Dubos [58]. Osteotomia jest utrzymywana w pozycji otwartej za pomocą klina przeszczepu kostnego, którego podstawa ma długość od przodu większą od pierwszego ukłucia. Niższa, niezawodna poprawa pokrycia przedniego i bocznego wynosi odpowiednio 25 i 15 stopni [58]. Rotacja dystalna odcinka dystalnego następuje poprzez symfizę łonową, jak w przypadku osteotomii Saltera, i jest wciągana dokładnie w ten sam sposób, tak więc pokrycie przednie i zewnętrzne panewki występuje jednocześnie, jak to opisują Salter i Dubos [58].

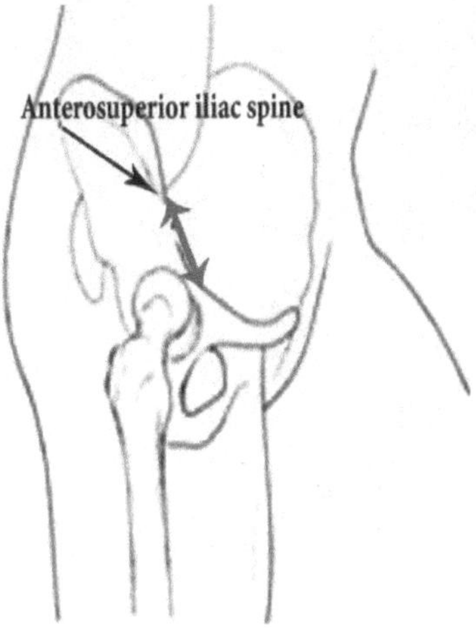

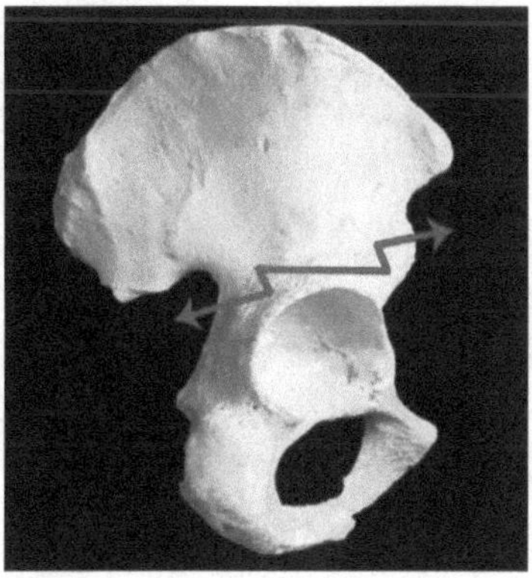

Rysunek 37. Nacięcie Rysunek 38. Linie osteotomii idiologicznej

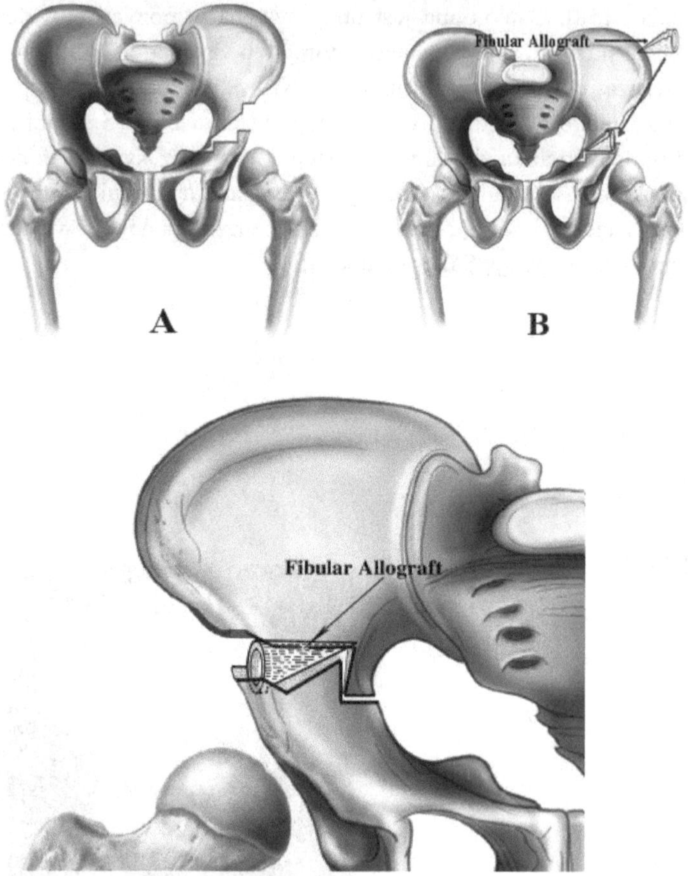

C

Rysunki 39. A-B-C. A. Osteotomia idiologiczna, B. Allografię włóknistą przesuwa się do pozycji osteotomii, C. Allografię włóknistą umieszcza się pomiędzy dwoma fragmentami lium.

Podczas zabiegu zastosowano obustronny odlew przyprawy biodrowej z biodrami w pozycji ludzkiej. Odcinek biodrowy utrzymywany był przez 3 miesiące w podwójnym odlewie z użyciem przyprawy biodrowej, biodro utrzymywane w pozycji zgięcia 30° i uprowadzenia 45°, pozycja neutralna. Po usunięciu odlewu z użyciem przyprawy korzennej, przez 3 miesiące stosowano opaskę uprowadzającą. Następnie opaskę noszono w nocy przez dodatkowe 3 miesiące przez całkowity czas opaski 6 miesięcy.

Opieka pooperacyjna

Odlew z przyprawy stosowano bezpośrednio po zabiegu, biodro w 30 stopniach zgięcia, 30 stopniach uprowadzenia i 20 stopniach obrotu wewnętrznego. Trzy miesiące po zabiegu usuwany jest cały gips, a następnie Pacjenci noszą ortezę uprowadzeniową w pełnym wymiarze godzin z wyjątkiem kąpieli (w tym czasie biodra są utrzymywane w stanie uprowadzenia). Po około 6 miesiącach od operacji Pacjentka jest stopniowo odstawiana od aparatu ortodontycznego, aby nosić ortezę haftową odlewaną tylko w nocy i w czasie drzemki, aż do uzyskania prawidłowego rozwoju panewki. Odlew z użyciem przyprawy haft spica **(por. rys. 40)** jest zwykle noszony średnio przez 12 do 24 miesięcy po operacji. Łożyskowanie masy ciała było dozwolone dopiero po uzyskaniu radiologicznych dowodów na zagojenie się miejsca osteotomii. W przypadkach obustronnych po 3 miesiącach od pierwszej strony operowano drugie biodro, a następnie zastosowano odlew z użyciem przyprawy biodrowej w celu unieruchomienia obu bioder. Przeszczep uznano za stabilny, jeżeli w ciągu 2 lat pooperacyjnych utrzymano korekcję panewki dysplastycznej, a z miejsca osteotomii nie doszło do wyciskania przeszczepu. Uważa się, że przeszczepienie włókniste do ilium miało miejsce, jeśli w miejscu osteotomii nastąpiło całkowite połączenie, a zbieg przeszczepu do ilium był widoczny na zdjęciach rentgenowskich.

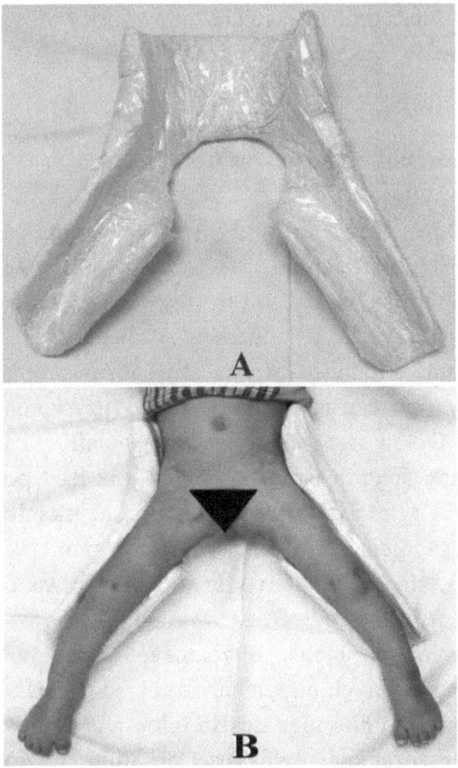

Rysunki 40. A-B. B. Pacjent jest stopniowo odsadzany od aparatu, aby nosić go tylko w nocy.

Referencje

1. Zadeh HG, Catterall A, Hashemi-Nejad A, Perry RE. *J Bone Joint Surg [Br]* 2000; **82-B**:17-27.

2. Haidar RK, Jones RS, Vergroesen DA, Evans GA. Simultaneous open reduction and Salter innominate osteotomy for developmental dysplasia of the hip. *J Bone Joint Surg Br.* 1996; **78**: 471-6.

3. Gulman B, Tuncay IC, Dabak N, Karaismailoglu N. Salter's innominate osteotomy in treatment of congenital hip dislocation: a long-term review. *J Pediatr Orthop* 1994; **14**: 662-6.

4. **Kershaw CJ, Ware HE, Pattinson R, Fixsen JA** (1973). Revision of failed open reduction of congenital dislocation of the hip. *J Bone Joint Surg*; **75-B**: 744-749.

5. **McCluskey WP, Bassett GS, Mora-Garcia G,** MacEwen GD (1989). Treatment of failed open reduction for congenital dislocation of the hip. *J Pediatr Orthop*. 1989; **9**: 633–639.

6. **Kamath SU, Bennet GC** (2005). Re-dyslokacja po otwartej redukcji na dysplazję rozwojową biodra. *Int Orthop* 2005; **29**: 191-194.

7. **Hsieh KM, Huang SC** (1998). Treatment of developmental dysplasia of the hip po failed open reduction. *J FormosMedAssoc*. 1998; **97**: 763-769.

8. **Harris NH**. Acetabular growth potential in congenital dislocation of the hip and some factors on which it may depend. *Clin Orthop Relat Res*. 1976 wrzesień: 99-106.

9. **Ponseti IV**. Wzrost i rozwój panewki u normalnego dziecka. Badania anatomiczne, histologiczne i roentgenograficzne. *J Chirurg stawów kostnych Am*. 1978 Jul; **60(5):** 575-85.

10. **Wedge JH, Wasylenko MJ**. Naturalna historia wrodzonego zwichnięcia biodra: przegląd krytyczny. *Clin Orthop Relat Res* 1978: 154-62.

11. **Cooperman DR, Wallensten R, Stulberg SD**. Dysplazja acetabularna u dorosłego. *Clin Orthop Relat Res*. 1983: 79-85.

12. **Weinstein SL.** Naturalna historia wrodzonej dyslokacji stawu biodrowego (CDH) i dysplazji stawu biodrowego. *Clin Orthop Relat Res*. 1987: 62-76.

13. **Wedge JH, Salter RB**. Innominate osteotomy: jej rola w zatrzymaniu wtórnego zwyrodnieniowego zapalenia stawów biodrowych u dorosłych. *Clin Orthop Relat Res*. 1974: 214-24.

14. **Ganz R, Klaue K, Vinh TS, Mast JW**. Nowa osteotomia okołoocetabularna do leczenia dysplazji stawów biodrowych. Technika i wstępne wyniki. *Clin Orthop Relat Res*: 26-36.

15. **Leunig M, Beaulé PE, Ganz R.** The concept of femoroacetabular impingement: current status and future perspectives. *Clin Orthop Relat Res*. 2009; **467 (3):** 616-22.

16. **Köhnlein W, Ganz R, Impellizzeri FM, Leunig M**. Acetabular morphology: implikacje dla chirurgii zachowawczej stawów. *Clin Orthop Relat Res*. 2009; **467 (3)**:682-91.

17. Lazennec JY, Mora Valladares N, Laudet CG, Barabas D, Ramare S, Hansen S, et al. Anatomiczne podstawy nowej techniki osteotomii zestawienia-cetabularnej. Zasady techniczne i wykonanie. *Surg Radiol Anat*; **20(3):** 153-9.
18. Beck M, Leunig M, Ellis T, Sledge JB, Ganz R. The acetabular blood supply: implications for periacetabular osteotomies. *Surg Radiol Anat*. 2003; **25:** 361-7.
19. Massie WK, Howorth MB. Wrodzone zwichnięcie biodra. Część I. Metoda oceniania wyników. *J Bone Joint Surg Am*. 1950; **32-A(3):** 519-31.
20. Sharp IK. Dysplazja acetabularna. *J Bone Joint Surg [Br]*. 1961; **43-B(2):** 268.
21. Lequesne M, de Seze. Fałszywy profil miednicy. Nowa częstotliwość radiograficzna do badania biodra. Jego użycie w dysplazjach i różnych koksopatiach. *Rev Rhum Mal Osteoartic*. 1961; **28**: 643-52.
22. Chosa E, Tajima N i Nagatsuru Y. Ocena pokrycia panewek głowy kości udowej przedniego i tylnego odcinka stawu biodrowego zdjęciami radiologicznymi o fałszywym profilu. *J z ortopedii*. 1997; **2**: 378-90.
23. Jawish R, Najdi H, Krayan A. Czterokrotna osteotomia periacetabularna miednicy u starszych dzieci: analiza tomografii komputerowej wstecznego odwrócenia panewki i prześwietlenia przedniego biodra, zapobiegająca impedancji panewki udowej. *J Pediatr Orthop B*. 2018; **27(3):** 257-263
24. Wskazówka praktyki klinicznej: wczesne wykrywanie dysplazji rozwojowej stawu biodrowego. Komisja ds. Poprawy Jakości, Podkomisja ds. Dysplazji Rozwojowej Hipa. American Academy of Pediatrics. Pediatria. *Pediatria*. 2000; **105 (4 Pt 1):** 896-905.
25. Shaw BA, Segal LS. Evaluation and Referral for Developmental Dysplasia of the Hip in Infants. *Pediatria*. 2016; **138 (6)**: e11.
26. Guevara F, Franklin SP. Triple Pelvic Osteotomy and Double Pelvic Osteotomy. *Vet Clin North Am Small Anim Practices*. 2017 ; **47 (4):**865-884.
27. Pemberton PA. Osteotomia perykapsularna ilium w leczeniu wrodzonego podwichnięcia i zwichnięcia biodra. *J Bone Joint Surg [Am]* 1965; **47**: 65.
28. Pemberton PA. Osteotomia perykapsularna ilu do leczenia wrodzonego zwichnięcia bioder. *ClinOrthop* 1974; **98**: 41.

29. Clarke NM, Clegg J, Al-Chalabi AN. Badanie ultrasonograficzne bioder narażonych na CDH. Brak zmniejszenia częstości występowania spóźnionych przypadków. *J Bone Joint Surg Br*. 1989 ;. **71(1)**: 9-12.
30. Tönnis D, Storch K, Ulbrich H. Results of newborn screening for CDH with and without sonography and correlation of risk factors. *J Pediatr Orthop*. 1990; **10(2):** 145-52.
31. Sucato DJ, Johnston CE 2nd, Birch JG, Herring JA, Mack P. Wynik ultrasonograficznych nieprawidłowości w biodrach stabilnych klinicznie. *J Pediatr Orthop*. 1999 ; **19(6):** 754-9.
32. Faciszewski T, Kiefer GN, Coleman SS. Pemberton osteotomy for residual acetabular dysplasia in children who have congenital dislocation of the hip. *J Bone Joint Surg* [Am] 1993; **75**: 643.
33. Morrissy RT. Atlas pediatrycznej chirurgii ortopedycznej. Philadelphia: JB Lippincott, 1992:181.
34. Albee FH. Klin przeszczepu kostnego: jego zastosowanie w leczeniu nawrotów nabytych i wrodzonego zwichnięcia biodra. *N YMed. J* 1915; **102**: 433.
35. Mubarak SJ, Mortensen W, Katz M. Osteotomia zespolona miednicy (Dega) i kości udowej w leczeniu paraliżującego zwichnięcia biodra. *Orthop Trans 1987*; **11**: 456.
36. Lee EH, Carroll NC. Stabilność bioder i stan ambulatoryjny w miednicy. *J Pediatr Orthop* 1985; **5**: 522.
37. Dega W. Osteotomis trans-iliakalna w leczeniu wrodzonej dysplazji biodra. *Chir Narzadow Ruchu Ortop Pol* 1974; **38**: 601.
38. Mubarak SJ, Valencia FG, Wenger DR. Jednoetapowa korekta spastycznego zwichnięcia biodra. *J Bone Joint Surg [Am]* 1992; **74**:1347.
39. Mubarak SJ, Valencia FG, Wenger DR. Jednoetapowa korekta spastycznego zwichnięcia biodra. *J Bone Joint Surg [Am]* 1992; **74**: 1347.
40. Albee FH. Klin przeszczepu kostnego: jego zastosowanie w leczeniu nawrotów nabytych i wrodzonego zwichnięcia biodra. *N Y Med J* 1915: **102**: 433.
41. Trevor D, Johns DL, Fixen JA. Acetabuloplastyka w leczeniu wrodzonego zwichnięcia stawu biodrowego. *J Bone Joint Surg [Br]* 1975; **57**: 167.
42. McNerney NP, Mubarak SJ, Wenger DR. Jednoetapowa korekta dysplastycznego stawu biodrowego w porażeniu mózgowym za pomocą

acetabuloplastyki San Diego: wyniki i powikłania w 104 biodrach. *J Pediatr Orthop* 2000; **20**: 93.
43. Stal HH. Potrójna osteotomia kości unominowanej. *J Chirurg stawów kostnych Am.* 1973 ; **55(2):** 343-50.
44. Stal HH. Potrójna osteotomia kości unominowanej. Zabieg mający na celu uzyskanie pokrycia zwichniętej lub podwichniętej głowy kości udowej u starszego pacjenta. *Clin Orthop Relat Res.* 1977: 116-27.
45. Tönnis D, Behrens K, Tscharani F. A modified technique of the triple pelvic osteotomy: early results. *J Pediatr Orthop.* 1981; **1(3):** 241-9.
46. Tönnis D. Dysplazja wrodzona i zwichnięcie biodra u dzieci i dorosłych. Heidelberg: Springer, 1987
47. Konya MN, Tuhanioğlu Ü, Aslan A, Yıldırım T, Bursalı A, Şahin V, Demir B. Porównanie krótkookresowych wyników klinicznych i radiologicznych osteotomii miednicy Tönnis i Steel u pacjentów z dysplazją acetabularną. *Eklem Hastalik Cerrahisi.* 2013; **24(2):** 96-101
48. Stal HH. Potrójna osteotomia kości unominowanej. *J Bone Joint Surg* [Am] 1973: **55**: 343.
49. Ganz R, Klaue K, Vinh TS, Mast JW. Nowa osteotomia okołoocetabularna do leczenia dysplazji stawów biodrowych. Technika i wstępne wyniki. *Clin Orthop Relat Res.* 1988 : 26-36.
50. Shaw BA, Segal LS. SEKCJA O ORTOPEDII. Ocena i skierowanie na dysplazję rozwojową biodra u niemowląt. *Pediatria.* 2016; **138 (6)**: e11
51. Mosow N, Vettorazzi E, Breyer S, Ridderbusch K, Stücker R, Rupprecht M. Outcome After Combined Pelvic and Femoral Osteotomies in Patients with Legg-Calvé-Perthes Disease. *J Chirurg stawów kostnych Am.* 2017; **99 (3):** 207-213.
52. Hussell JG, Mast JW, Mayo KA, Howie DW, Ganz R. Porównanie różnych podejść chirurgicznych do osteotomii okołooczołowej. *Clin Orthop Relat Res.* 1999: 64-72.
53. Stambough JB, Clohisy JC, Baca GR, Zaltz I, Trousdale R, Millis M, et al. Czy poprzednia osteotomia miednicy pogarsza wyniki operacji osteotomii okołokabłonkowej? *Clin Orthop Relat Res.* 2015 Apr. **473 (4)**: 1417-24.
54. Klaue K, Sherman M, Perren SM, i in. Powiększenie pozaszkolne w przypadku resztkowej dysplazji stawu biodrowego. *J Bone Joint Surg [Br]* 1993:**75**:750.
55. Fernandez DL, Isler B, Muller M. Chiari's osteotomy: notatka o technice. *Clin Orthop 1984*; **185**: 53.

56. Betz RR, Kumar SJ, Palmer CT i in. Chiari pelvic osteotomy in children and young adults. *J Bone Joint Surg [Am]* 1988; **70**: 182.

57. Salter RB. Innominować osteotomię w leczeniu wrodzonego zwichnięcia i podwichnięcia biodra. *J Bone Joint Surg Br* 1961; **43**: 518-39.

58. Salter RB, Dubos JP. Pierwsze piętnaście lat osobistego doświadczenia z wrodzoną osteotomią w leczeniu wrodzonego zwichnięcia i podwichnięcia biodra. *Clin Orthop* 1974; **98**: 72-103.

59. Hung NN. Wrodzona dyslokacja biodra u dzieci w wieku od jednego do trzech lat: Otwarta Redukcja i Zmodyfikowany Salter Innominować Osteotomię w połączeniu z Allograftem Fibularnym. *Open Journal of Orthopedics* 2013; **3**: 137-152

Rozdział 4. WYNIKI i SKUTKI

Wiek w czasie pracy

Zawsze będą dzieci, które osiągają wiek ambulatoryjny z zaburzeniami rozwoju biodra, lub wtórne po rozpoznaniu lub niepowodzeniu leczenia. Po rozpoznaniu, leczenie dysplazji rozwojowej stawu biodrowego po wieku chodzenia opiera się w dużej mierze na doświadczeniu chirurga. Chociaż leczenie waha się od zamknięcia do otwartej redukcji w połączeniu z osteotomią udową i miednicową, celem jest w dużej mierze uzyskanie redukcji koncentrycznej bez nawrotu podwichnięcia lub zwichnięcia oraz bez sztywności lub martwicy naczyń krwionośnych lub retrakcji martwiczej. Pomimo obaw, że otwarte uprowadzenie prowadzi do zesztywnienia i zwiększonej martwicy martwiczej, sukces otwartego upadku w tej grupie wiekowej jest oczywisty. Stanowi to wizualne potwierdzenie stosowności redukcji, a jednocześnie na ogół sprawia, że głowa kości udowej nie ulega uszkodzeniu. Ponadto, otwarte cięcie daje chirurgowi możliwość oceny wielkości dysplazji panewkowej [1].

W biodrze po wieku chodzenia Sionts i MacEwen [2] stwierdzili, że zamknięta redukcja wiązała się z dużą częstością występowania martwicy naczyń krwionośnych (23,7%) i dużą częstością wtórnych zabiegów z powodu nawracającej podwichnięcia lub utrzymującej się dysplazji panewkowej. Stwierdzili oni, że blisko 66% ich pacjentów leczonych trakcją, tenotomią przywodziciela i redukcją zamkniętą w znieczuleniu ogólnym wymaga wtórnych zabiegów chirurgicznych. Podobnie Mardem-Bey i MacEwen [3] stwierdzili, że 66% dzieci w wieku chodzenia z dysplazją rozwojową stawu biodrowego, u których wykonano redukcję zamkniętą, wymagało dodatkowego zabiegu chirurgicznego, w porównaniu z 33% tych chorych leczonych z zastosowaniem redukcji otwartej. Galpin i wsp. w badaniu 33 bioder u 25 chorych w wieku 2 lat i więcej, którzy zostali poddani jednoetapowemu zabiegowi chirurgicznemu, uzyskali zadowalające wyniki kliniczne u 85% chorych, a roentgenografię u 75% [4]. Ryan i wsp. [5] podali, że wyniki leczenia w przypadkach DDH były następujące: 7 bioder z doskonałymi wynikami; 11 dobrych wyników, 4 dobre i 3 złe. Jedenaście nocnych dowodów na obecność kości w biodrach. Nakamura i wsp.[6] zgłosili: doskonałe wyniki w 5 stawach, dobre w 3 i uczciwe w 3. W tym badaniu 37 stawów biodrowych (88%) miało dobre lub doskonałe wyniki kliniczne i radiologiczne w końcowej kontroli. Nasi

pacjenci mieli 77,3% znakomitych wyników w biodrach; 17,7% dobrych wyników, 3,5% dobrych i 1,5% złych wyników. Wyniki radiologiczne były doskonałe 79,8%, dobre 15,2%, uczciwe 3,5%, słabe 1,5%.
Ten górny wiek dla SOR i pozostały potencjał dla przebudowy panewek są kontrowersyjne. Ok i wsp. [7] doszli do wniosku, że jeśli istnieje duże prawdopodobieństwo osiągnięcia funkcjonalnie dobrego stawu biodrowego przy zastosowaniu przebudowy biologicznej, LZO jest rozsądną strategią nieleczonej zwichnięcia u chorych, nawet tych w wieku powyżej 8 lat. Chociaż wielu autorów sugeruje górną granicę wieku 8 lat w przypadku leczenia, stwierdzili oni, że przebudowa stawu biodrowego jest kontynuowana nawet po osiągnięciu tego wieku po koncentrycznym zmniejszeniu zwichnięcia rozwojowego stawu biodrowego.
Zgadzamy się z opinią Abdullaha [8], że "nie ma związku między wiekiem w momencie leczenia a wynikiem końcowym"SIO / HZPO z korzystnym wynikiem 112 bioder (86,8%) / 66 bioder (95,7%) i niekorzystnym wynikiem 7 bioder (5,4%) / 3 biodra (4,3%). Ogólny wynik pozytywny 188 bioder (94,9%) i wynik negatywny 10 bioder (5,1%) z wyceną P > 0,05, brak istotności statystycznej.
Dysplazja rozwojowa biodra obejmuje podwichnięcie lub zwichnięcie głowy kości udowej i/lub dysplazję panewkową [9]. Leczenie DDH po osiągnięciu wieku chodzenia jest zwykle chirurgiczne z uwagi na zmiany patologiczne występujące w tym wieku [10].
Wybór rodzaju osteotomii miednicy zależy od starannej przedoperacyjnej oceny stopnia nasilenia dysplazji panewkowej, a także wieku chorego w momencie leczenia [11, 12].
Kontrowersyjne są ograniczenia wiekowe dla SOR i możliwość przebudowy panewek. Ok i wsp. [7] wnioski, że jeśli istnieje duża szansa uzyskania dobrej wymiany stawu biodrowego w ramach przebudowy biologicznej, to złamanie otwarte jest rozsądną strategią nieleczonej zwichnięcia u chorych, nawet tych powyżej 8 roku życia. Chociaż wielu autorów uważa, że granica wieku w przypadku leczenia wynosi ponad 8 lat, uważają oni, że naprawa stawu jest kontynuowana nawet po osiągnięciu tego wieku po zmniejszeniu części DDH. W tym badaniu nie znaleziono związku pomiędzy wiekiem młodszym i starszym niż 18 miesięcy.
Zasady leczenia zwichniętego stawu biodrowego u starszego dziecka są zupełnie inne niż u noworodków [13]. U dziecka w wieku chodzenia i

starszego osiągnięcie koncentrycznie zmniejszonego stawu biodrowego przy jednoczesnej minimalizacji powikłań jest większym wyzwaniem. U starszego dziecka redukcja stawu biodrowego jest trudna ze względu na adaptacyjne skrócenie pozastawowych tkanek miękkich, dysplazję panewki, zwężenie kapsułki, zwiększoną przedsionkowość kości udowej, fibrofatię tkanki w panewce, przerośnięte łzy więzadła oraz stałą inwersję limby. Nieleczone zmiany dysplastyczne prowadzą do zapalenia kości i stawów we wczesnym okresie dorosłości [14, 15].
Ryan i wsp. [5] zgłosili, że chorzy z dysplazją obustronną i w starszym wieku mieli zazwyczaj słaby wynik radiograficzny. Kershaw i wsp. badali grupę 32 chorych, którzy przeszli operację rewizyjną po nieudanej początkowej otwartej redukcji dysplazji i zgłaszali, że 63% tych chorych miało początkowo obustronne zajęcie [10]. Nie zajęto się jednak w pełni wynikami leczenia u chorych z dysplazją obustronną. Większość autorów oceniało chorych z dysplazją jednostronną i obustronną razem, a wynikająca z tego kohorta obejmowała tylko niewielką liczbę chorych z obustronnymi zaburzeniami [4].

W niedawno przeprowadzonym badaniu Ting-Ming Wang i wsp. [12] porównywali wyniki leczenia chirurgicznego jednostronnego i obustronnego DDH u dzieci w wieku chodzenia. Autorzy doszli ostatecznie do wniosku, że wyniki kliniczne obustronnej DDH były gorsze od jednostronnych, przede wszystkim ze względu na asymetrię wyników. Wiek i stopień Tönnisa odgrywały istotną rolę w ryzyku wystąpienia AVN. Wyniki radiologiczne według klasyfikacji Severina nie różniły się istotnie pomiędzy tymi dwiema grupami.

Trakcja skóry lub kości

Haidar i wsp. stosowali trakcję skórną przez 2 tygodnie przed jednoczesną otwartą redukcją i osteotomią Saltera [16]. Tylko 3 z 37 bioder miały deformację głowy kości udowej w wyniku osteonekrozy, a 4 biodra miały przejściowe pęcherzyki epifizy udowej (19%). Gulman i wsp., którzy nie stosowali trakcji przedoperacyjnej, zgłaszali osteonekrozę u 33 z 52 bioder (63%) leczonych jednoetapowo otwartą redukcją i osteotomią Saltera [17]. Porównanie z wcześniejszymi doniesieniami wskazuje, że trakcja przedoperacyjna może być przydatna w zmniejszaniu częstości występowania osteonekrozy. Konieczne są dalsze badania porównawcze w celu wykazania skuteczności trakcji przedoperacyjnej w zapobieganiu osteonekrozie.

Shih i Shih [18] nie stwierdzili różnicy w wynikach u pacjentów leczonych z trakcją lub bez trakcji. W niniejszym badaniu powikłań było mniej u chorych, u których zastosowano otwartą redukcję i skrócenie kości udowej bez trakcji przedoperacyjnej. Nie stosowano przedoperacyjnej trakcji kończyn u wszystkich naszych chorych.

Trakcja skórna, po której następuje zamknięta lub otwarta redukcja, jest zalecana u starszych niemowląt ze zwichniętym biodrem, u których próba redukcji za pomocą uprzęży Pavlik nie powiodła się lub u dzieci powyżej 9 miesiąca życia [19, 20, 21]. Taka sekwencja leczenia zmniejsza przykurcze mięśni i pozwala na bezpieczniejszą, delikatną redukcję zamkniętą. Trakcja skóry może być wykonywana w warunkach domowych przy odpowiednim ustawieniu [22, 23].

Po dwóch do trzech tygodniach trakcji skórnej wykonuje się u dziecka w znieczuleniu ogólnym tenotomię przywodziciela, próbę redukcji zamkniętej, artrografię przez podejście przyśrodkowe oraz wykonuje się gips korzenny. Gips aplikuje się przy biodrze trzymanym w 100° zgięcia i 40° do 50° uprowadzenia w tzw. pozycji ludzkiej.

Trakcja wstępna nie jest stosowana w leczeniu dzieci powyżej drugiego roku życia ze zwichnięciem rozwojowym biodra. U takich pacjentów wykonuje się pierwotne skrócenie kości udowej, otwartą redukcję, kapsulorrhapię i osteotomię miednicy, jak opisano poniżej.

Ogólnymi celami w postępowaniu z niemowlętami ze zwichnięciem stawu biodrowego są: wczesna diagnoza, bezpieczne i skuteczne zmniejszenie dolegliwości stawu biodrowego, minimalna uciążliwość dla dziecka i rodziny, zmniejszenie kosztów poprzez unikanie przedłużającej się hospitalizacji oraz zmniejszenie ryzyka poprzez unikanie znieczulenia i odlewu przyprawy. Wyniki wskazują, że cele te można najlepiej osiągnąć poprzez zrozumienie metody Pavlika (prawidłowe użycie jego uprzęży) i wykorzystanie ultrasonografii jako pomocy w diagnostyce i zarządzaniu.

Przeszczepy kostne

Przeszczepy kostne są szeroko stosowane w pediatrycznej chirurgii ortopedycznej. Autogeniczne przeszczepy kostne pozostają "złotym standardem" w chirurgii rekonstrukcyjnej ze względu na ich właściwości osteoindukcyjne, osteokondukcyjne i nieimmunogeniczne. Grzebień biodrowy jest najczęstszym miejscem dawstwa ze względu na łatwy dostęp i pobieranie oraz dostępność dużych ilości zarówno kości korowej jak i nowotworowej. Trevor DLJ i Fixen JA 1975 [24] wykonujący acetabuloplastykę w leczeniu wrodzonego zwichnięcia biodra za pomocą przeszczepów żeber z brzegu kości. Kessler i wsp. 2001 [25] zastosowanie allografów w osteotomiach Pembertona z klinami patelarnymi, co pozwala na dobrą korekcję dysplazji acetabularnej z natychmiastową stabilnością przeszczepu. Grudziak i Ward 2001 [26] z wysokością przeszczepu można zwiększyć poprzez zastosowanie liofilizowanego allograftu włóknistego pociętego na odcinki trapezowe w osteotomii Dega. Wade 2010 [27], zastosował interpozycję allograftów grzebienia biodrowego do acetabuloplastyki perykapsularnej w zwichnięciu rozwojowym biodra. W badaniu tym wykorzystano tylko jedno włókniste allografty.

Celem leczenia jest uzyskanie i utrzymanie stabilnego, zredukowanego koncentrycznie stawu biodrowego w jak najmłodszym wieku przy jednoczesnym zminimalizowaniu powikłań [28]. W niniejszej pracy badawczej we wszystkich przypadkach zastosowano kompleksowe, jednostopniowe podejście, obejmujące redukcję otwartą, kapsulorografię oraz SIO i HZPO. Omawiany zabieg redukuje biodro i odtwarza możliwie najbardziej prawidłową anatomię, aby umożliwić i stymulować szybki rozwój biodra. Weinstein i wsp. [29] stwierdzili również, że połączenie pierwotnej otwartej redukcji, skracania kości udowej, kapsulorpcji i acetabuloplastyki w jednym zabiegu pozwala na przewidywalne leczenie wrodzonego zwichnięcia stawu biodrowego u starszych dzieci bez czasu i kosztów trakcji wstępnej.

Niektóre przeszczepy kostne zostały wykorzystane, takie jak Iliac crest (Wade i in. 2010), Patellar (Kessler i in. 2001), Rib allograft lub Iliac autograft (Trevor i in. 1975), Iliac autograft i Fibular allograft (Grudziak i in. 2001). Wykonujemy HZPO, jedynie materialne interpozycje były allograftem włóknistym, nie utrwalały się wewnętrznie, przeszczep nie był resorpcją. Nie było żadnych powikłań w tej pracy badawczej.

Włóknisty allogram jest wyprofilowany tak, aby odpowiadał konfiguracji miejsca osteotomii. Ten trójkątny kształt i znaczna powierzchnia, dzięki swojej szerokości, przyczyniają się do stabilności przeszczepu, która jest dodatkowo zwiększona przez wewnętrzną plastyczność panewki.

Wszystkie all of the fibulat all were completely incorporated mean 14 weeks (range, 12 weeks - 17 weeks) Adam [30] zalecał stosowanie heterogenicznego przeszczepu kostnego zamiast przeszczepu grzebienia biodrowego u dzieci poniżej 3 roku życia w celu utrzymania osteotomii miednicy. U żadnego z naszych pacjentów nie wystąpiły inne wymienione powyżej powikłania i uważamy, że ten korzystny wynik można przypisać przeszczepowi kości

strzałkowej, który jest zbyt mocny, aby mógł być łatwo zmiażdżony, jak to ma miejsce w przypadku przeszczepu kości rakowej.
Pozostają jednak pewne związane z tym problemy. Jednym z nich jest potrzeba wewnętrznego utrwalenia w celu kontroli przeszczepu i dystalnego fragmentu. Powikłania fiksacji obejmują złamanie pinu, penetrację stawu oraz migrację pinu z wtórnym przemieszczeniem przeszczepu lub bez [31]. U niektórych dzieci grzebień biodrowy może być bardzo cienki, a szpilki stosowane do fiksacji wewnętrznej mogą uszkodzić sam przeszczep. Druga operacja usunięcia sworzni jest konieczna. W niniejszym badaniu retrospektywnym przedstawiamy HZPO, które jest stosunkowo stabilne i nie wymaga utrwalenia wewnętrznego.
Autorzy przez lata nie byli usatysfakcjonowani, że autograft grzebienia biodrowego jako materiał do interpozycji do osteotomii jest strukturalnie zdrowy i wystarczająco stabilny. Problemy takie jak wyciskanie, rotacja i wchłanianie przeszczepu, prowadzące do utraty korekcji panewkowej, były często obserwowane w przypadkach wcześniej leczonych w naszym Państwowym Szpitalu Pediatrii, bez tych powikłań w tej pracy badawczej.
Włóknisty allogram jest wyprofilowany tak, aby odpowiadał konfiguracji miejsca osteotomii. Ten trójkątny kształt i znaczna powierzchnia, dzięki swojej szerokości, przyczyniają się do stabilności przeszczepu, która jest dodatkowo zwiększona przez wewnętrzną plastyczność panewki. W proksymalnym i dystalnym odcinku ilu znajdują się dwa pręty kostne i dwie szczeliny, przy czym stabilność ta jest widoczna wewnątrzoperacyjnie, ponieważ przeszczepu nie da się przetłumaczyć, obrócić ani ześlizgnąć. Ta wyjątkowa stabilność przeszczepu eliminuje potrzebę rutynowej wewnętrznej fiksacji osteotomii. Wytłaczanie lub przemieszczanie przeszczepu nie miało miejsca w naszej serii.
Oryginalny OPIO opisuje obie tabele z ilem, który ma być poddany ekspozycji, co zwiększa ilość krwawień śródoperacyjnych [32]. W naszej technice nie naświetlano zewnętrznej tablicy ilu, utrata krwi z tego zabiegu jest dopuszczalna. Pooperacyjna transfuzja krwi nie była konieczna.

Zygzakowa osteotomia łączona Allograft włóknisty (Hung Zygzakowa osteotomia miedniczna)

Istnieje wiele rodzajów osteotomii miednicowych do leczenia dysplastycznych bioder. Aby określić, który zabieg resorpcji kości jest najbardziej odpowiedni, należy wziąć pod uwagę koncentryczną redukcję głowy kości udowej, wiek pacjenta oraz stan chrząstki trójdzielnej.
W przypadku pacjentów, u których zdiagnozowano późne DDH, operacja rekonstrukcyjna panewki dysplastycznej jest wskazana, gdy głowica udowa może być zredukowana koncentrycznie. Najczęściej stosowanymi zabiegami u dzieci poniżej 7. roku życia są osteotomia z użyciem soli i osteotomia Pembertona [31].

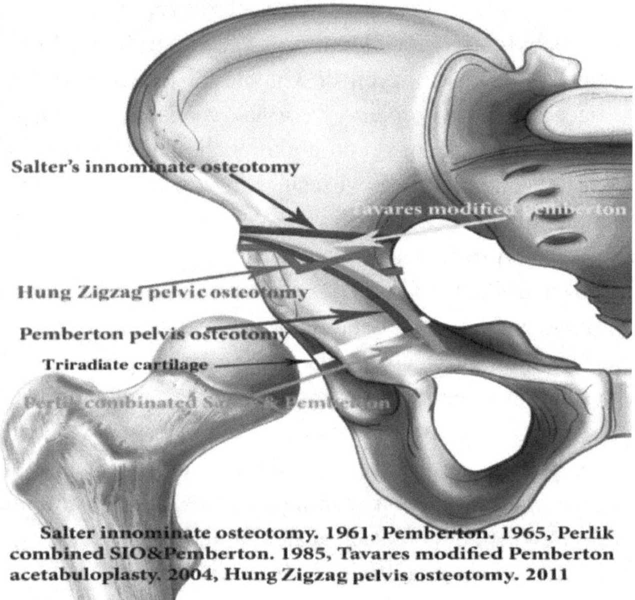

Rysunek 40. Osteotomia idiologiczna, rozpoczynająca się od przedniego dolnego kręgosłupa biodrowego, taka jak Pemberton PA. 1965 [33], Salter RB. 1961 [34], Tavares JO [35], Perlik PC et al [36], Hung NN. 2011 [37].

Po Salterze.1961 r. niektórzy autorzy wykonali osteotomię biodrową zaczynając od tuż nad przednim pod tylnym kręgosłupem biodrowym przekierowując kształt panewki w celu poprawy pokrycia głowy kości udowej w przypadku dysplazji panewek, takich jak Pemberton PA. 1965 [33], Tavares JO [35], Perlik PC i in. [36], Hung NN. 2011 [37]. wykonał

osteotomię biodrową w DDH za pomocą Hung Pelvic Zizag Osteotomy **(por. ryc. 40).**
Osteotomia solankowa i acetabuloplastyka Pembertona są częstymi zabiegami w dysplazji rozwojowej bioder (DDH). Osteotomia Saltera przekierowuje całą panewkę po kompletnej osteotomii trans-iliakowej, natomiast acetabuloplastyka Pembertona zmienia kształt zawiasu poziomej gałęzi chrząstki trójdzielnej po osteotomii niepełnej. Celem tych dwóch zabiegów jest poprawa pokrycia głowy kości udowej w przypadku dysplazji acetabularnej.
HZPO z nacięciem bikini 4 cm i odległością od przednio-tylnego kręgosłupa 1,5-2 cm długości rowka pachwinowego (por. ryc. **37**); tak więc bez urazu boczny nerw skórny udowy i pooperacyjna blizna tylko 4-6 cm. Acetabuloplastyka okołostawowa, opisana przez Pembertona w 1965 roku, jest metodą ucisku miednicy. Poprzez niecałkowitą osteotomię w okolicy miednicy, zabieg ten może przekierować panewkę w celu uzyskania dysplazji panewki. Wczesne badania przeprowadzone przez Pembertona wykazały dodatni wskaźnik osiągnięć u dzieci poniżej 7 roku życia. Później niektórzy autorzy uzyskali dobre wyniki u starszych dzieci, stosując jednoetapową acetabuloplastykę Pembertona i skracanie kości udowej jako operację jednoetapową [33]. W osteotomii miednicy całkowitej uformowanej w HZPO istnieją dwa pręty kostne tworzące zawiasy tej samej poziomej gałęzi chrząstki trójdzielnej i zabieg ten może być stosowany u dzieci powyżej 7 roku życia.

Ponadto, w celu uzyskania większej korekcji dysplazji panewek niż w przypadku osteotomii chirurgicznej, osteotomia Pembertona może być wykonana bez użycia wewnętrznego utrwalenia przednio-bocznego pokrycia głowy kości udowej. Pełna kontrola i stabilne biodro pozwalają na zwiększenie masy ciała i kostną przebudowę panewki dysplastycznej.
Salter. 1961 r. opisał innominowaną osteotomię napędu nerwowego w celu ustabilizowania bioder poprzez zmniejszenie kierunku panewki jako jednostki. Zabieg wykonano poprzez poprzeczną osteotomię ilium prostopadłą do osi biodrowej od tuż nad przednim pod tylnym kręgiem biodrowym do nacięcia kulszowego. Ma ona na celu ochronę kształtu panewki podczas regulacji nieprawidłowej przednio-bocznej twarzy panewki w DDH.

Dysekcja szyjki macicy służy jako zawias obrotowy, a panewka może być przekierowana w celu pokrycia niedoboru przednio-bocznego w stawie, który zmniejsza się koncentrycznie po osteotomii [33].
Salter i Dubos wykazali 93.6% dobrych lub dobrych wyników u pacjentów leczonych od 18 miesięcy do 4 lat i nie zaniechali ponownego rozważenia 15-letniej obserwacji 140 pacjentów. W grupie wiekowej 410 lat uzyskano doskonałe lub dobre wyniki lub osiągnięto jedynie 56,7% [34]. Dlatego też osteotomia Saltera nie jest zalecana u starszych dzieci. Zabieg ten może być najczęściej stosowanym zabiegiem osteotomii miednicy w leczeniu DDH. W porównaniu z osteotomią Pembertona, zabieg doktora Saltera wydaje się być stosunkowo prosty. Jednak jej prawidłowe wykonanie nie jest łatwe. Najczęstszym przewinieniem, które powoduje katastrofalne nieosiągnięcie koncentrycznego zmniejszenia stawu biodrowego przed unicestwieniem osteotomii, jest osteotomia.
Wykonujemy osteotomię biodrową w DDH z osteotomią Zizaga. Zabieg wykonano osteotomią poprzeczną ilium prostopadle do osi biodrowej z wysokości tuż nad przednim dolnym kręgiem biodrowym 5 mm (1 linia), 2 (5 mm), tworzą one kąt 90° przy AI < 45° i 135° przy AI > 45°. Linie 2 i 3 tworzą kąt identyczny z linią 1 i 2. Nasza linia ma kostkę kostki jest tworzona linia 4 i 5. Kostka kostna zapobiega przesuwaniu się dystalnej ilii postero-internal. Acetabuloplastyka okteotomii Zizag zawisła na poziomej gałęzi chrząstki trójdzielnej po niepełnej osteotomii i celem tych zabiegów jest poprawa przednio-bocznego pokrycia głowy kości udowej. Pooperacyjnie dystalny odcinek ilium został przemieszczony w bok z dystansem D = 7-9 mm **(por. ryc. 41). Natychmiast po** operacji poprawa AI 27,1° (53,5%) przy osteotomii Ilii ma kąt β i α wynoszący 135° dla AI > 45°, porównano ją z osteotomią Ilii z kątem β i α wynoszącym 90° dla AI < 45°- PValuate *0,02384*, Znaczenie statystyczne.

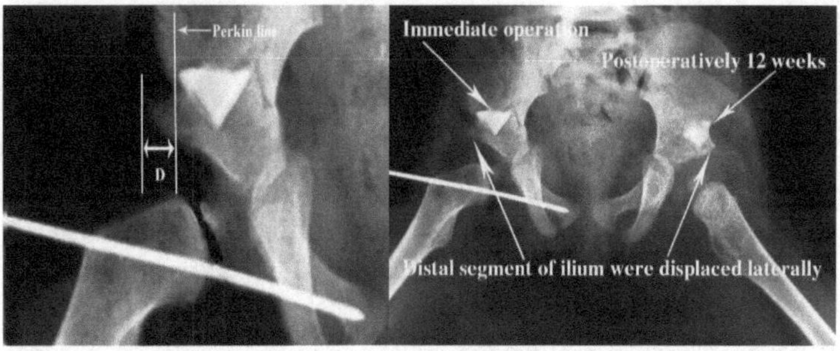

Rysunki 41. Odcinek dystalny ilu został przesunięty w bok. Odległość D = 7-9 mm

Istnieją kostka kostna i dwie szczeliny w proksymalnym i dystalnym, segmencie ilu, ta stabilność jest widoczna wewnątrzoperacyjnie przez przeszczep nie jest w stanie być przetłumaczone lub obrócone lub zsunięte. Ta wyjątkowa stabilność przeszczepu eliminuje potrzebę rutynowej wewnętrznej fiksacji osteotomii. Wytłaczanie lub przemieszczanie przeszczepu nie miało miejsca w naszej serii. W literaturze przedmiotu tempo przemieszczania się przeszczepu wynosi od 0% do 17% [38-41]. W HZPO tempo przemieszczania się przeszczepu wynosiło 0%. Ten pooperacyjny wynik przeszczepu może być wynikiem dbałości o weryfikację stabilności przeszczepu przy użyciu tej techniki. **W okresie pooperacyjnym** wszystkie allografy fibulacyjne były całkowicie włączone średnie 14 tygodni (zakres, 12 tygodni - 17 tygodni). Ten 17-tygodniowy przedział czasowy został uznany za wystarczający do skutecznej oceny reakcji biologicznej alografu w obrębie ilium.

Indeks acetabularny uległ zmianie i wyraźna poprawa wyniosła 15,2° (poprawa 35,4%) SIO i 27,1° (poprawa 53,5%) HZPO przy natychmiastowej operacji, tak więc kapsułka kapsułkowa z łatwością i zmniejszeniem dokręcenia tylnej kapsułki zapobiegnie podwichnięciu tylnej części głowy, zwłaszcza jeśli jednocześnie została wykonana osteotomia biodrowa.

Harris i wsp. 1975 [42] zgłosili, że przebadano 72 pacjentów z 85 biodrami. Dzieci w chwili przyjęcia miały ponad rok życia, a w chwili przeglądu ponad dziesięć lat. Rozwój panewki oceniano radiologicznie poprzez pomiar kąta panewki. Kąty poniżej 21 stopni uznano za normalne, a powyżej 21 stopni za wskazujące na pewne nieprawidłowości w rozwoju.

Zadowalający rozwój panewek wystąpił w 80 procentach (kąty 24 stopnie lub poniżej), a niezadowalający w 20 procentach (kąty powyżej 24 stopni). Severin. 1941 [43] zasugerował, że jeśli kąt był mniejszy niż 21 stopni, panewka była uważana za normalną; jeśli więcej niż 21 stopni, to pewne niepowodzenia w rozwoju o różnym stopniu zostały uznane za dobre (22-24 stopnie), sprawiedliwe (25-27 stopni) i słabe, jeśli kąt przekraczał 27 stopni. Pooperacyjne 24 miesiące z AI wynoszą 20,1°, a ostatni wynik 19,9° w tym badaniu.

Osteotomia Saltera jest odpowiednia dla panewki z krótką częścią biodrową i kątem panewki do 30˚, natomiast acetabuloplastyka Pembertona jest odpowiednia dla panewki z długą częścią biodrową i kątem panewki do 50˚ [39, 44] lub 45° [45]. Oryginalny OPIO opisuje obie tabele dotyczące odsłoniętego ilu, co zwiększa ilość krwawienia śródoperacyjnego [40]. W naszej technice nie naświetlano zewnętrznej tablicy ilu, więc mięsień porywacza nie jest urazem, więc test Trendelenburga jest negatywny. Utrata krwi w wyniku tego zabiegu jest dopuszczalna. Pooperacyjna transfuzja krwi nie była w tym badaniu wymagana. Nie użyliśmy drutu Kirschnera, więc bez komplikacji.

Istnieją dwa paski kostne i dwie szczeliny w proksymalnym i dystalnym segmencie ilu, ta stabilność jest widoczna wewnątrzoperacyjnie przez przeszczep nie może być przetłumaczony, obrócony lub zsunięty. Ta wyjątkowa stabilność przeszczepu eliminuje potrzebę rutynowej wewnętrznej fiksacji osteotomii. Wytłaczanie lub przemieszczanie przeszczepu nie miało miejsca w naszej serii. Wszystkie fibularne alografty zostały włączone do ilium, a osteotomie zostały w pełni wyleczone do 17 tygodni po operacji, przy czym średni czas włączenia wynosił 14 tygodni. Ten 17-tygodniowy okres został uznany za wystarczający do skutecznej oceny reakcji biologicznej alografu w obrębie ilium.

Kalamchi. W 1982 roku opisano modyfikację, w której fragment dystalny mieści się w nacięcie w jamie, co zwiększa stabilność osteotomii. Marafioti i Westin [46] opisali modyfikację, w której w pozostałej części kośćca kulszowego powstaje zielonkawe złamanie. Przeprowadziliśmy innominacje osteotomii w celu utworzenia linii 4 i 5 osteotomii, aby zapobiec przemieszczaniu się tylnego fragmentu dystalnego.

W klasycznej osteotomii Saltera, dystalny fragment jest pochylony w dół, co sprawia, że przeszczep jest podatny na przemieszczanie się. Technika, którą opisujemy, jest zgodna z tą samą filozofią, ale wykorzystuje osteotomię skośną. Po przekierowaniu osteotomii, dystalny fragment biodrowy staje się poziomy, co daje bardziej stabilną sytuację dla klina kostnego. Sugerujemy, że jest to główny

czynnik, który zwiększa stabilność. Uznajemy jednak, że jest to czynnik spekulacyjny i należy podjąć dalsze badania biomechaniczne w celu zbadania stabilności zmodyfikowanej osteotomii. Zmiana kierunku osteotomii nie wpływa negatywnie na potencjał zmiany kierunku. Ocena radiologiczna wykazała, że zmodyfikowana bezzębna osteotomia Saltera dała podobne wyniki jak oryginalna osteotomia. W bezpośrednim okresie pooperacyjnym wskaźnik panewki został przywrócony do normalnego poziomu, a następnie w dalszym ciągu ulegał poprawie. Lin i wsp. [47] podali średnią 13° korekty, natomiast Bohm i Brzuske [48] podali średnią 11,9° korekty przy osteotomii Saltera. Ito i wsp. [41] podali średnią 16,4° poprawy wskaźnika acetabularnego. Nasz wynik ze średnią korektą 16,8° w tym badaniu był porównywalny z wynikami opisanymi w piśmiennictwie i wszystkie biodra miały indeks panewkowy z prawidłowymi wartościami granicznymi w końcowej obserwacji.
Osteotomia Saltera jest odpowiednia dla panewki z krótką częścią biodrową i kątem panewki do 35°, natomiast acetabuloplastyka Pembertona jest odpowiednia dla panewki z długą częścią biodrową i kątem panewki do 50° [49, 50];
Oryginalny OPIO opisuje obie tabele z ilem, który ma zostać poddany ekspozycji, co zwiększa ilość krwawień śródoperacyjnych [51]. W naszej technice nie naświetlano zewnętrznej tablicy ilu, więc mięsień porywacza nie ulega kontuzji, co zmniejsza ilość testu Trendelenburga. Utrata krwi w wyniku tego zabiegu jest dopuszczalna. Pooperacyjna transfuzja krwi nie była konieczna.

Od 18 miesięcy do 4 lat tej grupy wiekowej, Salter i Dubos zgłosiły 93.6% dobrych lub dobrych wyników u pacjentów leczonych od 18 miesięcy do 4 lat i nie było niepowodzenia w ponownym rozważeniu 15 lat obserwacji 140 pacjentów. Wyniki były doskonałe lub dobre tylko u 56,7% dzieci miało 4-10-letnią grupę wiekową [34]. Zabieg ten nie jest jednak zalecany u dzieci w wieku powyżej 7 lat.

Jednak wdrożenie jej właściwej techniki nie jest łatwe. Ten błędny zabieg prowadzi do katastrofalnego w skutkach nieosiągnięcia koncentrycznego zmniejszenia stawu biodrowego przed unicestwieniem osteotomii. Nasi pacjenci, u których czas operacji wynosi od 12-36 miesięcy.

Zabieg ten jest wykonywany poprzez osteotomię poprzeczną ilium prostopadłą do osi biodrowej od tuż nad przednim dolnym kręgiem biodrowym do linii 5 mm (1 linia), 2 (5 mm), pod kątem 90° z AI. < 45° i 135° z AI > 45° do punktu kulszowego. Linia 2 i 3, aby utworzyć kąt identyczny z linią 1 i 2. Nasza linia ma kostkę kostki jest utworzona linia 4 i 5 ten sam punkt podparcia. Pasek kostny zapobiega przesuwaniu się postero-internalnego dystalnego ilu.

Acetabuloplastyka osteotomii zygzakowatej zawisła na poziomej gałęzi chrząstki trójdzielnej po osteotomii całkowitej, ale z kostnym prętem jako punktem podparcia, a celem tych zabiegów jest poprawa przednio-bocznego pokrycia głowy kości udowej, nie zmniejszenie wewnętrznej średnicy miednicy i uniknięcie uszkodzenia chrząstki trójdzielnej. Natychmiastowa operacja, pokazana operacja SIO/HZPO Natychmiastowa poprawa 19,3° (43,5%) Pvaluate< 0,05/21,15° (45,5%) Pvaluate < *0*,05. Znaczenie statystyczne.

Istnieją dwa pręty kostne i dwie szczeliny w proksymalnym i dystalnym odcinku ilu; stabilność ta jest widoczna podczas operacji przez przeszczepy, które nie mogą się obracać lub przesuwać. Ta stabilność przeszczepu w szczególności eliminuje potrzebę konwencjonalnej wewnętrznej fiksacji operacji cięcia kości. Wytłaczanie lub przenoszenie allograftu włóknistego nie miało miejsca w naszej serii. W dokumencie tym szybkość przemieszczania się przeszczepu waha się od 0% do 17%, szybkość przemieszczania się przeszczepu od 0% do 17% [38, 41, 47, 48].

W chirurgicznym HZPO wskaźnik przemieszczenia przeszczepu wynosił w tym badaniu 0%. Pooperacyjny wynik przeszczepu może być wynikiem dbałości o stabilność tej techniki (ryc. 2). Po operacji allografty fibulacyjne zostały całkowicie włączone średnio 14 tygodni (zakres, 12 tygodni - 17 tygodni). W SIO z klinową absorpcją przeszczepu 1,5%, Przesunięcie 1,8%, Złamane 0,7%.

Severin. 1941 [43] sugeruje, że 21 stopni w wieku 10 lat i więcej to normalne zakręty. Jeśli kąt jest mniejszy niż 21 stopni, panewkę uznaje się za normalną; jeśli jest większy niż 21 stopni, rozpoznano pewne niepowodzenia w rozwoju różnych stopni i klasyfikuje się je jako dobre (22-24 stopnie), sprawiedliwe (25-27 stopni) i słabe, jeśli kąt przekracza 27 stopni.

Pooperacyjna SIO i HZPO 24 miesiące z AI wynosi 19,5°, a ostatni wynik 15,75° / AI wynosi 20,1°, a ostatni wynik 17,5 w tym badaniu. Nasze wyniki z SIO/ HZPO według kryteriów Barretta Modified McKaya dla oceny klinicznej [38] z wynikiem zadowalającym i niezadowalającym były takie same (Pvaluate > 0,05).

Średnia utrata krwi w SIO/ HZPO 180 ml (150-250) [34] / 95 ml (85-120), utrata krwi z HZPO jest dopuszczalna. Po operacji przetoczenie krwi nie było konieczne w tym zabiegu. Średni czas operacji w SIO/HZPO 80 minut (60-90) [34] / 90 minut (75-105). HZPO nie używał KW do utrwalania przeszczepu, więc nie usuwał go.

HZPO nie odsłaniało zewnętrznej części ilium, więc mięśnie uprowadzającego biodra nie uległy kontuzji i w celu zmniejszenia częstości testu Trendelenburga. Witzleb WC [51] wykazał 13% pooperacyjne badanie kontrolne po 3 miesiącach. Posiadane SIO/HZPO z chodem Trendelenburga 41 (14,3%) / 6 (3,0%) Pvaluate < 0,05. Nie używaliśmy drutu Kirschnera, więc bez komplikacji. W kilku pracach reasearchistycznych oceniano funkcjonalne i radiograficzne wyniki rekonstrukcji chirurgicznej dla DDH. Karakas i wsp. [52] z 67% wynikiem klinicznym i 65% z dobrym wynikiem graficznym lub doskonałym według klasyfikacji McKaya [53] i Severina [43] w biodrze 55 z rekonstrukcją jednoetapowego etapu biodra. Forlin i wsp. [54] zgłosili serię 20 dzieci (24 biodra) z DDH leczonych rekonstrukcją, które miały 4 i 12 lat.

Mieli doskonałe lub doskonałe wyniki w 17% (70%) bioder pod McKay i Sever w klasyfikacji. Słabe wyniki odnotowano u pacjentów w okresie 7 lat w czasie rekonstrukcji biodra. Umer i wsp. [55] zgłosili serię 23 chorych (29 bioder) leczonych z powodu rekonstrukcji biodra. Pacjenci w średnim wieku 6,8 roku. Według klasyfikacji Mc Kaya [53] średni czas obserwacji wynosił 19,6 miesiąca, doskonałe lub dobre wyniki uzyskano u 25 chorych (86%). Zgodnie z klasyfikacją Severina [43], Gangera i wsp. [56], przy świetnym lub dobrym wyniku w 80% biodra po leczeniu rekonstrukcją etapu biodrowego, mediana czasu obserwacji wynosiła 3,5 roku. Galpin i wsp. [57] uzyskali 75-85% chorych po ocenie klinicznej i klinicznej. Poprzednie badania wykazały, że lepsze wyniki uzyskuje się u młodszych chorych w czasie operacji [34]. W badaniu tym funkcjonalne i radiograficzne wyniki rekonstrukcji chirurgicznej DDH według McKaya [53] i Severina [43] w 284 biodrach grupy 1/198 bioder grupy 2 z klinicznie i radiologicznie dobrymi lub doskonałymi wynikami wyniosły 92,5% oraz 82,6% / 95% i 93,9%. W przypadkach, które były leczone w naszym szpitalu, często występowały problemy takie jak wytłaczanie, rotacja i wchłanianie, prowadzące do poluzowania korekcji panewkowej.

W przypadku obustronnego zwichnięcia stwierdzono, że autoprzeszczep grzebienia biodrowego był obficie słaby w czasie drugiej operacji stawu biodrowego z powodu unieruchomienia ostrogi po pierwszej operacji stawu biodrowego. Troskę o autoprzeszczepy potwierdzają również autorzy, którzy sugerują rutynowe stosowanie utrwalenia wewnętrznego, zwłaszcza u dzieci starszych [58, 59]. Przemieszczenie przeszczepu skutkujące ponownym unieruchomieniem stawu biodrowego zostało opisane w

literaturze [27, 60]. Uważamy, że powikłania te można przypisać niedoskonałości autoprzeszczepu. Obawy dotyczące integralności autoprzeszczepu skłaniały autorów do zastosowania bardziej stabilnego i strukturalnie zdrowego materiału interpozycyjnego, który mógłby być wyprofilowany do kształtu miejsca osteotomii.
Zastosowanie allograftu w ortopedii dziecięcej zyskało akceptację i jest uważane za bezpieczne. W tym badaniu, Salter innominować Osteotomia wykorzystał klin Autograft i wykazały powikłania takie jak Absorpcja 1,5%, Displacemen 1,8%, Broken 0,7%.

Osteotomia kości udowej

Skrócenie kości udowej jako pomoc w leczeniu długotrwałego zwichnięcia stawu biodrowego zostało po raz pierwszy opisane przez Ombrédanne'a w 1923 roku [61], zainteresowanie tą metodą terapeutyczną było widoczne w kilku ostatnich doniesieniach, z których wszystkie wykazały, że skrócenie kości udowej jest przydatne w ułatwieniu redukcji wrodzonego zwichnięcia stawu biodrowego u dzieci i że prowadzi do lepszych wyników w porównaniu z trakcją [62].
Kolejnym etapem leczenia była korekta nadmiernej przedawersji udowej, ponieważ uważano, że ten manewr może ustabilizować redukcję. Wiara, że osteotomia rotacyjna nadała stabilizację, opiera się na założeniu, że głęboko umieszczona i prawidłowo wyśrodkowana głowica udowa stymuluje prawidłowy wzrost panewki dysplastycznej. Rzeczywiście, Harris i wsp. [42] sugerowali, że po odpowiedniej redukcji 95% panewek rozwijałoby się normalnie u dzieci w wieku do czterech lat. W istocie, nasz obecny długoterminowy przegląd testuje to przekonanie. Wysoki odsetek bioder, które w trakcie obserwacji wykazały dysplastyczną panewkę lub ponownie uległy subluksji, musi podważyć to założenie. Istniejące wcześniej spłaszczenie tylnej części głowy kości udowej, która artykuluje się z boczną ścianą miednicy, przyczynia się do deformacji owalnej głowy. Przy rotacji i uprowadzeniu pogrubiona chrząstka przednia umieszczana jest przyśrodkowo w panewce i nierzadko zdarza się, że w tym miejscu pojawia się drugie kostne jądro. Ponadto, ze względu na asymetrię głowy kości udowej, rotacja może nie pozwalać na centralne umieszczenie środka w panewce. Ten brak centralizacji głowy kości udowej predysponuje do trwałej i postępującej subluksji przednio-bocznej. Deformacja głowy lub

szyjki kości udowej albo panewki zgodnie z normą Severin, stopień 1: 127 (70,2%), stopień 2: 36 (19,9%), stopień 4: 16 (8,8%), stopień 6: 2 (1,1%). W porównaniu z klasyfikacją Severina, deformacja kości udowej, głowy lub szyi lub panewki w grupie Primery Operation była większa niż w grupie Femoral Shortening (Pvaluate wynosi 0,0330). Problem ten dotyczył osteotomii kości udowej, która nie miała wpływu na wskaźnik deformacji głowy, szyi lub panewki kości udowej.

Klisic i Jancovic [63] zgłosili dobre wyniki skracania kości udowej u szeregu pacjentów powyżej 5. roku życia, natomiast Galpin i wsp. [57] wykonywali osteotomie skracania kości udowej u wszystkich dzieci powyżej 2. roku życia. Wenger i wsp. [64] opowiadali się nawet za skracaniem kości udowej u niektórych dzieci poniżej 2. roku życia. W niniejszym badaniu wykonywaliśmy osteotomię skracania kości udowej u dzieci poniżej 2. roku życia i porównywaliśmy AVN według Kalamchiego z grupy operacyjnej Primery i grupy skracania kości udowej nie różniły się istotnie między tymi dwiema grupami (Pvaluate wynosi 0,6869).

Massie i Howorth [65], a także Durham [66] zalecili, aby kość udowa z przedawersją większą niż +45 stopni była korygowana za pomocą osteotomii; Sankar i wsp. w 2011 r. [13] planowana jest derotacja kości udowej, jeśli jest więcej niż 50 stopni przedawkowania. podczas gdy Warndorf [67] wykonał korekcyjną osteotomię tylko wtedy, gdy wynosiła ona +60 stopni lub więcej, a Badgley w 1943 r. [68] z antywersją udową przekraczającą 60 stopni ustaloną w czasie otwartej redukcji jest uważany za wskazówkę do przeprowadzenia osteotomii derotacyjnej. Wykonano ją albo przed, albo po redukcji. Hibbs w 1915 roku [69] również opowiadał się za osteotomią, często przed redukcją, jednak Farrell, von Lackum i Smith w 1926 roku [70] z Kliniki Hibbsa pisali, że zwykła osteotomia powinna być wykonana dopiero po redukcji biodra. Inni, tacy jak Lorenz [71], Bradford [72], Soutter [73] i Fairbank [74], uważali, że osteotomia nie jest konieczna do osiągnięcia dobrego wyniku i że przedawkowanie zwykle samo się koryguje. Lorenz w 1905 r. [71] posunął się do stwierdzenia, że operatywna korekta anteverversion może prowadzić do podwichnięcia tylnego. Bradford w 1923 roku [72] napisał, że jeśli redukcja jest całkowita i stabilna, to mimo skręcenia kości udowej, które po redukcji ma tendencję do samoistnej korekty, ruch i funkcja stawów stają się normalne. Soutter i Lovett w 1924 roku [73] stwierdzili, że z ich doświadczeń wynika, że przypadki wrodzonego zwichnięcia ze skrajnym skrętem uległy znacznej poprawie po dwóch lub trzech latach od urodzenia. Fairbank w 1930 roku [74] stwierdził, że jeśli biodro zostanie zmniejszone przed czwartym rokiem, to bardzo rzadko trzeba wykonać osteotomię rotacyjną, aby skorygować przedawkowanie. Opowiadaliśmy się za opinią tych autorów i nie zrobiliśmy osteotomii rotacyjnej kości udowej, aby skorygować anteversion.

Osteotomię kości udowej wykonaliśmy po 12 tygodniach wstępnej operacji, gdy szyjka kości udowej - trzonek o kącie nachylenia większym niż 150° i wysokim Zwichnięcie tylko z IV stopniem klasyfikacji Tönnisa. Zgadzamy się z opinią Kumara i wsp. [75], że skrócenie kości udowej może wydłużyć czas operacji, zwiększyć utratę krwi lub zwiększyć częstość heterotopowego tworzenia się kości.

Odwrócenie szyi kości udowej

Najczęstszym stwierdzeniem w czasie operacji rewizyjnej była nieprawidłowa wersja udowa, a u żadnego z tych pacjentów nie wykonano wcześniej osteotomii derotacyjnej. Nasz instytut wykazał wcześniej dużą zmienność wersji udowej u dzieci z DDH [71]. Na podstawie tego badania przesunęliśmy się w kierunku bardziej zindywidualizowanego planu chirurgicznego opartego na specyficznym dla dziecka stopniu antywersji udowej, a obecnie preferujemy osteotomię derotacyjną u tych dzieci, które w momencie otwartej redukcji mają więcej niż 60 stopni antywersji udowej. Optymalizacja wersji udowej może mieć korzystny wpływ na rozwój panewki poprzez skierowanie wynikowych sił mięśni wokół kości udowej proksymalnej bardziej bezpośrednio w stronę panewki. Retrospektywny charakter tej pracy badawczej ograniczył jednak naszą zdolność do zbierania obiektywnych danych dotyczących wersji udowej i dlatego nie jesteśmy w stanie wyciągnąć ostatecznych wniosków. Kolejnym etapem ich leczenia było skorygowanie nadmiernej antywersji femoralnej, ponieważ wierzyli oni, że redukcja ta może zostać ustabilizowana przez ten manewr. Wiara, że osteotomia rotacyjna nadała stabilizację, opiera się na założeniu, że głęboko osadzona i prawidłowo wyśrodkowana głowa kości udowej stymuluje prawidłowy wzrost panewki dysplastycznej. Rzeczywiście, Harris, Lloyd Roberts i Gallien [42] sugerowali, że po odpowiedniej redukcji 95% panewek rozwijałoby się normalnie u dzieci w wieku do czterech lat.

Wspólnym czynnikiem u pacjentów z redysplokacją w czwartej grupie było wykonanie osteotomii bezobjawowej Saltera wraz ze skróceniem i derotacją kości udowej. W tej grupie jest najwięcej pacjentów z redyspozycją (P < 0,05), choć według Wanga i *in.* przyczyną redyspozycji jest nieskorygowana anteversion kości udowej. 76], dobre wyniki mają, a połączenie osteotomii derotacyjnej skracającej kość udową z otwartą redukcją w celu zmniejszenia częstości występowania redysplokacji w DDH zostało po raz pierwszy zastosowane w przypadku starszych dzieci [6, 77], ale połączenie osteotomii innominowanej przez Saltera z derotacją kości udowej sprawia, że tylna ściana panewki jest odsłonięta, a ryzyko tylnej dyslokacji wzrasta w wyniku połączenia tych dwóch operacji [78]. Badanie to wiąże się ze zwiększoną przedawersją udową, która będzie wymagała korekty. Dlatego też cztery tygodnie później powtórzono otwartą redukcję i wykonano derotację subtrochanteryczną kości udowej. Po kolejnych sześciu tygodniach w osteotomii biodrowej dziecko mogło się swobodnie mobilizować.

U normalnych dzieci antywersja udowa mierzy zazwyczaj od 30 do 40 stopni w chwili urodzenia i powoli zmniejsza się z czasem do średniej wartości dla dorosłych wynoszącej 13 stopni [78-80]. Natomiast u dzieci w wieku 6 lat, czyli w wieku zbliżonym do górnej granicy wieku w naszej serii, antywersja udowa w prawidłowym stanie biodrowym wynosi od 7 do 43 stopni [81]. Zwiększona przedsionkowość udowa może powodować wewnętrzny kąt progresji stopy, a niektórzy autorzy sugerują, że przedsionkowość udowa może być związana z osteoartrozą biodra i kolana [81, 82]. Nie stwierdzono związku między wiekiem chorego a stopniem agresji udowej.
U dzieci z DDH zmiany w przedsionkach udowych i wskazania do derotacyjnej osteotomii udowej pozostają kontrowersyjne. Powszechnie przyjmuje się, że DDH wiąże się ze zwiększoną antywersją udową, jednak Sarban i wsp. [83] nie wykazali istotnej różnicy w wersji udowej między zwichniętymi i nieuszkodzonymi biodrami u chorych w wieku chodzenia z DDH. Podobne wnioski wyciągnęli Edelson i wsp. [84], jednak w ich raporcie nie wymieniono żadnych konkretnych danych. Kilka serii dla dorosłych wykazało jednak wzrost antywersji udowej w DDH w porównaniu z kontrolami. Sugano i wsp. [85] stwierdzili średnio od 10 do 14 stopni zwiększonej anteversiony w 35 biodrach z DDH w porównaniu z 15 biodrami kontrolnymi bez zmian. Biorąc pod uwagę te różnice w opiniach na temat stopnia deformacji skrętnej w DDH, nie dziwi fakt, że

wskazania do wykonania osteotomii derotacyjnej u chorych w wieku chodzenia pozostają niejasne.
Wczesne badania wspierały rutynowe stosowanie osteotomii derotacyjnej kości udowej. W 1984 roku Berkeley i wsp. [11] zgłosili serię 51 bioder u dzieci w wieku od 12 do 36 miesięcy leczonych z otwartą redukcją. Doradzali oni wykonanie równoczesnej osteotomii derotacyjnej kości udowej w przypadku, gdy przedawkowanie przekroczyło 60 stopni. Mimo że nie opisali oni metody oceny antywersji udowej, u 85% dzieci w tych seriach wykonano derotacyjną osteotomię udową. Wenger i wsp. [64] oszacowali antywersję kości udowej poprzez palpowanie osi szyjki kości udowej w stosunku do dystalnej osi kłykcin kończystych kości udowej i stwierdzili, że antywersja kości udowej była często zwiększona do 40 do 60 stopni. W celu uniknięcia potencjalnego jatrogennego zwichnięcia tylnego stawu biodrowego były one zazwyczaj derotowane o 30 stopni. W tym ćwieku średnia anteversion szyjki kości udowej wynosiła 27,7 stopni, więc nie przeprowadzano derotacyjnej osteotomii kości udowej.
Ostatnie nauki odeszły jednak od derotacyjnej osteotomii udowej. Z 2 głównych podręczników dziecięcej chirurgii ortopedycznej, jeden z nich zaleca osteotomię derotacyjną głównie w przypadkach dysplazji resztkowej, podczas gdy autorzy drugiego ""nie stwierdzili, że nadmierna przedawkowanie górnej części kości udowej jest częste i zazwyczaj nie wykonują korekty derotacyjnej" [83, 84].
Massie i Howorth [86], a także Durham [87] zalecili, aby kość udowa z przedawersją większą niż +45 stopni była korygowana przez osteotomię; Sankar i wsp. w 2011 r. [88] planowana jest derotacja kości udowej, jeśli jest więcej niż 50 stopni przedawkowania. podczas gdy Warndorf [67] wykonał korekcyjną osteotomię tylko wtedy, gdy wynosiła ona +60 stopni lub więcej, a Badgley w 1943 r. [68] z antywersją udową przekraczającą 60 stopni ustaloną w czasie otwartej redukcji jest uważany za wskazówkę do wykonania osteotomii derotacyjnej. Wykonano ją albo przed, albo po redukcji. Hibbs w 1915 roku [89] również opowiadał się za osteotomią, często przed redukcją, jednak Farrell i wsp. w 1926 roku [70] z Kliniki Hibbsa pisali, że zwykle osteotomię należy wykonywać dopiero po redukcji biodra. Inni, tacy jak Lorenz [71], Bradford [72], Soutter [73], uważali, że osteotomia nie jest konieczna dla osiągnięcia dobrego wyniku i że przedawkowanie zwykle samo się koryguje. Lorenz w 1905 r. [71] posunął się do stwierdzenia, że operatywna korekta anteverversion może

prowadzić do podwichnięcia tylnego. Bradford w 1923 roku [72] napisał, że jeśli redukcja jest całkowita i stabilna, to mimo skręcenia kości udowej, które po redukcji ma tendencję do samoistnej korekty, ruch i funkcja stawów stają się normalne. Soutter i Lovett w 1924 roku [73] stwierdzili, że z ich doświadczeń wynika, że przypadki wrodzonego zwichnięcia ze skrajnym skrętem uległy znacznej poprawie po dwóch lub trzech latach od urodzenia. Fairbank w 1930 roku [74] stwierdził, że jeśli biodro zostanie zmniejszone przed czwartym rokiem, to bardzo rzadko trzeba wykonać osteotomię rotacyjną, aby skorygować przedawkowanie. Opowiadaliśmy się za opinią tych autorów i nie zrobiliśmy osteotomii rotacyjnej kości udowej, aby skorygować anteversion. Nie opowiadaliśmy się w tym badaniu za osteotomią derotacyjną kości udowej.

Przeciwwskazania można również określić na podstawie wcześniejszej analizy tomografii komputerowej; zwykle nie jest to jednak konieczne u pacjenta, u którego nie przeprowadzono wcześniejszej terapii, w której szyjka kości udowej może być śródoperacyjnie operowana. W przypadku zwichnięcia rozwojowego biodra, kość udowa jest zwykle odwracana o 40° do 60° w porównaniu z normalnym 10° do 20°. Kąt szyjki szyi jest zwykle prawie normalny (130° do 140°) i nie powinien być zmieniany wraz ze skróceniem kości udowej. Wymagana jest jedynie derotacja i skrócenie kości udowej.

Szyja udowa Varus

Wiadomo, że powstawanie coxa vara zwiększy obciążenie linii fizyki przyśrodkowej, a to z kolei przyspieszy augmentację przyśrodkową, prowadząc prawdopodobnie do powstania nowej pochwy w biodrze [18]. Jednak osteotomia żylna ma pewne wady w trakcie lub po operacji oraz w fazie późnej [89]. Dlatego też zabieg ten powinien być wykonywany dopiero po dokładnej ocenie ryzyka.

Kolejnym, mniej istotnym problemem jest fakt, że osteotomia żylakowa zmienia oś mechaniczną dolnej kończyny. Suda i wsp. [20] wykazali, że osteotomia żylna przesuwa oś mechaniczną kończyny dolnej do kolana środkowego, a to z kolei powoduje prawdziwą deformację koślawą w kolanie, która utrzymuje się nawet po rewaloryzacji biodra. Ci sami autorzy podkreślali, że problemy mogą wystąpić w kolanach takich pacjentów w dłuższym okresie obserwacji i z tego powodu, podobnie jak w przypadku biodra, również kolano powinno być monitorowane.

Odgen i wsp. [21] wykryli zmianę w nabłonku proksymalnym kości udowej w dwóch przypadkach z coxa vara. Ponownie Lahoti i wsp. [22] zgłosili, że obserwowali epifizjolizę u dwojga dzieci leczonych osteotomią żylną derotacyjną z powodu rozwojowego zwichnięcia biodra i w obu przypadkach leczonych osteotomią waloryzacyjną. Biomechanika biodra może być w dużym stopniu zmieniona przez osteotomię waloryzacyjną. Po tej operacji proksymalna epifiza udowa jest narażona na zwiększony stres ścinający i oblicza się, że do 2,5 raza większy stres ścinający jest nakładany na linię fizyki z powstawaniem 30 coxa vara [20]. Chung i wsp. stwierdzili, że ten stres ścinający wzrasta wraz z wiekiem [19]. Zwłaszcza po zmniejszeniu kąta wału szyjnego do 90, linia fizyki przyjmuje pozycję niemal pionową, co stanowi ryzyko w odniesieniu do epifizjolizy [22, 23]. Pauwels.1980 [23] zasugerował, że spowoduje to szybsze tempo wzrostu przyśrodkowo niż bocznie, co ostatecznie poprawi orientację płytki wzrostu i spowoduje stopniową korektę żylaków. Chociaż niektóre siły ścinające będą indukowane na całej płytce, jest mało prawdopodobne, że są one odpowiedzialne za asymetryczny wzrost, ponieważ są one równomiernie rozłożone na całej płytce. Deformacja Varusa powoduje również względne uniesienie trochanteryczne, a tym samym osłabienie porywacza; może to również przyczynić się do korekty deformacji żylaków.

Derotacja i osteotomia żylna kości udowej ma dwa cele. Korekta prawie niezmiennej koślawości i przedawersji widzianej z wrodzonym zwichnięciem stawu biodrowego, a także dalsze naprężenie kapsuły biodrowej przez mechanizm śrubowo-domowy. Ponieważ wydłużona i nieprawidłowo ukształtowana kapsułka biodrowa ma podstawowe znaczenie etiologiczne w rozwoju ustalonego zwichnięcia, racjonalne wydaje się jej skrócenie poprzez plastrację. Dużo uwagi poświęcono na koncentrację redukcji biodra. Nie jest to oczywiście możliwe do dokładnej interpretacji klinicznej. Jeśli przy redukcji głowa kości udowej wydaje się wchodzić głęboko w panewkę, to często przyjmuje się, że redukcja jest koncentryczna. Może tak nie być i rzeczywiście artrografia jest bardziej wiarygodnym wskaźnikiem koncentryczności niż pojawienie się podczas operacji. Wczesny brak współosiowości może być częściowo odpowiedzialny za wysokie tempo zmian zwyrodnieniowych obserwowanych u pacjentów.

Otwarta redukcja

Otwarta redukcja jest zazwyczaj wskazywana w dysplazji rozwojowej biodra (DDH), gdy stabilna, koncentryczna redukcja nie może być osiągnięta w sposób zamknięty. Chociaż procedura ta jest w dużej mierze skuteczna w uzyskaniu odpowiedniej redukcji, mogą wystąpić i rzeczywiście występują niepowodzenia, w tym ponowna dyslokacja. W literaturze mówi się, że wskaźnik redyspozycji lub nieosiągnięcia początkowej redukcji wynosi od 0% do 8% w przypadku bardziej popularnego, przedrolbocznego podejścia do biodra [90, 91]. Niepowodzenia te pozostają trudnym problemem klinicznym, ponieważ operacja rewizyjna była

związane z wysokimi wskaźnikami stiffness, dysplazji resztkowej i martwicy naczyń krwionośnych (AVN) [91-93].

Wcześniejsze badania starały się wyjaśnić przyczyny ponownej dyslokacji biodra po otwartej redukcji, ale były ograniczone przez ich niewielkie rozmiary i niekontrolowany charakter. W większości przypadków przyczynę niepowodzenia przypisywano brakom technicznym, takim jak niedostateczne uwolnienie ścięgna psoasowego, więzadła panewkowego poprzecznego lub kapsułki zakaźnej. Te ustalenia mogą być nieco influenced z uwagi na fakt, że większość zgłoszonych przypadków została poddana zabiegowi rewizyjnemu w innej instytucji niż ta, w której poddano je wstępnej otwartej redukcji. Według naszej wiedzy, żadne z wcześniejszych badań nie omawiało radiologicznych prognostyków niepowodzenia, a żadne nie dostarczyło kontroli dla porównania. W związku z tym, czynniki ryzyka niepowodzenia po technicznie skutecznej otwartej redukcji pozostają słabo poznane.

Mimo że nasza instytucja ma bardzo duże doświadczenie w otwartym leczeniu DDH, to jednak pozostajemy pod znakiem zapytania w związku z występowaniem redyspozycji. Celem niniejszego badania było dokładne zbadanie czynników ryzyka niepowodzenia po otwartym leczeniu DDH w kolejnych seriach chorych, którzy otrzymali całą opiekę w jednej placówce. Drugim celem była ocena wyników długoterminowych po operacji rewizyjnej. Po zakończeniu zabiegu redukcji otwartej, chirurg musiał włożyć palec wskazujący, aby sprawdzić kapsułkę i pokazać chrząstkę stawową **(ryc. 42).**

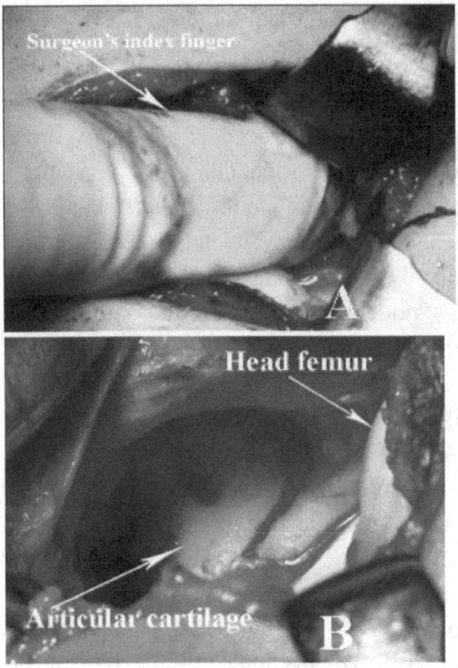

Rysunki 42. A. Palec wskazujący chirurga do unieruchomienia panewki i sprawdzenia kapsuły; B. Pokaż chrząstkę stawową

Kapsulorrhaphy

W tym momencie głowica udowa może być łatwo zredukowana, a wycięcie kapsułki i naprawa mogą być kontynuowane. Kapsułka typu Saltera wymaga wycięcia zbędnej torebki kapsułki z boku i z tyłu, aby zminimalizować możliwość ponownej resocjalizacji. Prawidłowe wycięcie i naprawa nie pozostawiają miejsca, w którym głowica mogłaby się przesunąć [90]. Wykonane wcześniej nacięcie kapsułki w kształcie litery T spowodowało powstanie dwóch trójkątnych płatów. Klapę superoboczną należy wyciąć. Jak pokazano w punkcie A na kapsule, który jest dystalnym zakresem nacięcia równoległym do szyjki kości udowej, powinien być pociągnięty proksymalnie i przyśrodkowo przez zgięcie biodra i obrót wewnętrzny. Utrzymuje to kość udową w rotacji wewnętrznej i stabilizuje redukcję. Punkt A jest przyszyty do punktu A, który znajduje się na obrzeżu panewki tylko dystalnie do przedniego podbiegunowego kręgosłupa biodrowego. Punkt B, róg płata zakaźnego, jest przyszyty do okostnej kości łonowej (B). Od czasu do czasu ten płata przyśrodkowego dolnego musi zostać wycięty. W tym celu należy zastosować przerwane, niewchłanialne szwy, w sposób bezpieczny, podobny do tego, jaki stosuje się w leczeniu przepukliny. Do czasu wykonania acetabuloplastyki (opisanej poniżej) szwy kapsułkowe zwykle nie są wiązane.

Wykonano kapsulorrhafię. W wielu przypadkach rewizyjnych kapsułka była bardzo bliznowata, a odpowiednia kapsułka nie była możliwa. Tam być 5 biodra w ten badanie z zagęszczanie przedni kapsułka w ten badanie, wykonywać wykonywać cienki przedni kapsułka więc móc robić. Ponieważ nasi pacjenci nie mieli jednoczesnej osteotomii w czasie pierwszej otwartej redukcji, a wszyscy chirurdzy pierwszego kontaktu czuli się przekonani, że uzyskano dobrą kapsułkę doskonałą, skierowaliśmy naszą operację na przedni odcinek stawu biodrowego. Uważaliśmy, że redukcja zamknięta nie powiedzie się ze względu na znaczne blizny z poprzedniego zabiegu i że należy zastosować podejście przedmedialne [94].

Powikłania

Nekroza naczyniowa Głowa udowa

Martwica naczyń krwionośnych , zwana również osteonekrozą, zawałem kości, martwicą aseptyczną i niedokrwienną martwicą kości, to komórkowa śmierć (martwica) składników kości na skutek przerwania dopływu krwi. Bez krwi tkanka kostna obumiera, a kość się rozpada. Jeśli AVN dotyczy kości stawu, to często prowadzi do zniszczenia jego powierzchni stawowych.

W 1960 roku leczenie wrodzonego zwichnięcia stawu biodrowego uległo wyraźnej poprawie. Przed tym okresem częstość występowania martwicy naczyń krwionośnych z udziałem głowy kości udowej po redukcji wynosiła aż 70 procent [95]. Martwica naczyń krwionośnych jest rozumiana jako jednostka w dużej mierze jatrogenna i kładzie się nacisk na uwalnianie napięcia tkanek miękkich za pomocą takich środków, jak trakcja lub skracanie kości udowej [94, 95]. W związku z tym częstość występowania martwicy naczyń krwionośnych zgłaszano zaledwie w 5 procentach po zamknięciu leczenia i w 0 procentach po otwartej redukcji [95, 96].

Czynniki związane z AVN

Osteonekroza jest poważnym powikłaniem po operacji DDH, utrudniającym dalszy rozwój biodra. Występowanie wczesnych objawów osteonekrozy służyło jako niezależna zmienna. Czynnikami, które mogą być związane z występowaniem osteonekrozy były wiek pacjenta w momencie operacji, płeć. Niestety, AVN głowy kości udowej i uszkodzenie fizyki po leczeniu wrodzonego zwichnięcia stawu biodrowego jest poważnym powikłaniem i uniemożliwia uzyskanie zadowalających długotrwałych wyników [98]. Obserwowana częstość występowania AVN wahała się od zera do 73% [97]. Rzeczywista częstość występowania AVN jest trudna, jeśli nie niemożliwa do oceny, ze względu na różne metody leczenia wrodzonego zwichnięcia biodra. Również kryteria określania obecności AVN różnią się znacząco w każdej serii. Najbardziej obawianym powikłaniem leczenia dysplazji rozwojowej stawu biodrowego jest AVN. Diagnostyka może być trudna do postawienia, w związku z czym przez dłuższy czas konieczne jest wykonanie serii zdjęć radiologicznych.

We wcześniejszych etapach określa się ją jako epifisytis. Później dochodzi do uszkodzenia naczyń w proksymalnych obszarach kości udowej i w panewce. Kalamchi i MacEwen sklasyfikowali te zmiany naczyniowe. Kalamchi podawał częstość AVN w granicach od 0 do 73%. [98]. Barrett zgłosił częstość AVN na 6% [32]. Hajdar podał częstość AVN jako 8,1% [16]. W etiologii AVN istnieją dwa czynniki: zablokowanie naczyń zewnątrzkomorowych przez unieruchomienie i ciśnienie mechaniczne. W tym badaniu klasyfikacja AVN według Kalamchiego z I stopniem: 5 (8,3%), II stopniem: 42 (70%), III stopniem: 13 (21,7%); z AVN: 60 (33,1%). W porównaniu z AVN według Kalamchiego z grupy operacji podstawowych i skrócenia kości udowych nie różniły się istotnie między tymi dwiema grupami (pvaluate wynosi 0,6869). W tej pracy badawczej AVN wynosiła 47 z 198 bioder (23,7%).

Nekroza naczyniowa Głowa udowa

AVN często występuje w powikłaniach DDH, miały one programy zarządzania częstością, a częstość występowania uczucia AVN w naszej pediatrycznej kohorcie chorych jest porównywalna z opublikowanymi wynikami od zera do 73% [98, 99]. Wczesne objawy AVN służą jako niezależna zmienna.

AVN miał związek z wiekiem pacjenta w czasie operacji, płcią, zabiegami osteotomii idiologicznej oraz imobizacją stawu biodrowego w gipsie.

Niestety, AVN głowy kości udowej i zmiany fizykalne po leczeniu w celu wymiany DDH są poważnym powikłaniem i uniemożliwiają uzyskanie dobrych, długotrwałych efektów [98]. Rzeczywista częstość występowania AVN jest bardzo trudna, jeśli nie niemożliwa do oceny, ponieważ istnieje wiele różnych metod leczenia DDH. Ponadto, kryteria określania obecności AVN różnią się znacznie w zależności od serii. Najbardziej prawdopodobnym powikłaniem DDH jest AVN. Diagnostyka może być trudna, a seria zdjęć radiologicznych jest potrzebna w znacznym czasie. We wczesnych stadiach określa się ją jako epifisytę.
Później uszkodzenia naczyń krwionośnych postępują w proksymalnych obszarach kości udowej i w panewce. Kalamchi i MacEwen klasyfikują zmiany w naczyniach krwionośnych. Kalamchi podał, że częstość AVN wynosiła od 0% do 73%. [99]. Barrett zgłosił, że AVN wynosiła 6% [32]. Hajdar podaje, że AVN wynosi 8.1% [16]. Przyczyną AVN są dwa czynniki: niedrożność kieszeni zewnątrzkomórkowej przez utrwalenie i ciśnienie mechaniczne. W tym badaniu klasyfikacja AVN według Kalamchi SIO/ HZPO z I stopniem: 25,4%/23,7%, Stopień II: 12,5%/10,6%, Stopień III: 20,8%/17,1%.

Uprowadzenie w odlewie pikantnym.
Uprowadzenie w rzucie z przyprawy było istotnie większe u chorych z grupy kontrolnej (średnio 50,8 stopnia) w porównaniu z tymi, u których nie udało się przeprowadzić otwartej redukcji (średnio 38,8 stopnia). Zwiększona liczba uprowadzeń w rzucie z użyciem przyprawy korzennej jest prawdopodobnie skuteczna z 2 powodów. Po pierwsze, uprowadzenie może zapobiec ponownej resocjalizacji w okresie odlewu poprzez skierowanie sił bardziej prostopadłych do ujścia panewki, a po drugie, zwiększone uprowadzenie może poprawić przebudowę panewki w okresie unieruchomienia, tak aby panewka była lepiej ukształtowana po usunięciu odlewu. Salter i inni ostrzegali przed unieruchomieniem przy nadmiernym uprowadzeniu, ponieważ zwiększa to ryzyko wystąpienia osteonekrozy [100], ale według naszej wiedzy korelacja między uprowadzeniem a osteonekrozą ujawniła się dopiero w zgiętych biodrach po redukcji zamkniętej, a nie w stosunkowo wydłużonej pozycji po redukcji otwartej. Sam Salter preferował odlew z przyprawy z biodrem umieszczonym w lekkim zgięciu, około 45 stopni uprowadzenia i łagodny obrót wewnętrzny, aby utrzymać redukcję koncentryczną. U wszystkich naszych pacjentów po

operacji zastosowano podwójny odlew z użyciem przyprawy korzennej bezpośrednio po operacji, biodro w 30 stopniowym zgięciu, 50 stopniowym uprowadzeniu i 20 stopniowej rotacji wewnętrznej.
Sankar i wsp. [83] stwierdzili, że uprowadzenie w rzucie pikantnym było istotnie większe u chorych z grupy kontrolnej (średnio 50,8 stopnia) w porównaniu z tymi, u których nie udało się uzyskać otwartej redukcji (średnio 38,8 stopnia). Zwiększona liczba uprowadzeń w rzucie ostrolistnym jest prawdopodobnie skuteczna z 2 powodów. Po pierwsze, uprowadzenie może zapobiec ponownej resocjalizacji w okresie odlewu poprzez skierowanie sił bardziej prostopadłych do ujścia panewki, a po drugie, zwiększone uprowadzenie może poprawić przebudowę panewki w okresie unieruchomienia, tak aby panewka była lepiej ukształtowana po usunięciu odlewu. Salter i inni ostrzegali przed unieruchomieniem przy nadmiernym uprowadzeniu, ponieważ zwiększa to ryzyko wystąpienia osteonekrozy [101], ale według naszej wiedzy korelacja pomiędzy uprowadzeniem adosteonekrozą ujawniła się dopiero w zgiętych biodrach po redukcji zamkniętej, a nie w stosunkowo wydłużonej pozycji po redukcji otwartej. Sam Salter preferował odlew z przyprawy z biodrem umieszczonym w lekkim zgięciu, około 45 stopni uprowadzenia, oraz lekką rotację wewnętrzną, aby utrzymać redukcję koncentryczną. Chociaż wskaźnik AVN w naszej grupie kontrolnej był wysoki (40,9%), jest on dość podobny do częstości występowania zgłaszanej w innych badaniach wykorzystujących podobne metody oceny osteonekrozy [100, 101].

Zależność między uprowadzeniem biodra a prędkością przepływu krwi w głowie kości udowej została ustalona za pomocą USG Dopplera. U zdrowych ochotników z biodrami w pozycji neutralnej średnia prędkość przepływu krwi wynosiła 13 cm/s; przy 30 stopniach uprowadzenia wynosiła 10,3 cm/s; a przy 45 stopniach 3,8 cm/s [102]. Badania kliniczne wyraźnie wykazały ochronny wpływ skrócenia kości udowej na zmniejszenie ciśnienia w stawach. Niektórzy autorzy [19] twierdzili, że obecność jądra kostnego daje efekt ochronny na głowę kości udowej, która w przeciwnym razie byłaby ciągliwa, i może prowadzić do obniżenia częstości występowania osteonekrozy, ale inni przeczą temu [19].

Redyslokacja i podluksykacja

We wrodzonym zwichnięciu stawu biodrowego (CDH) nie uzyskanie stabilnej redukcji koncentrycznej po operacji otwartej jest rzadkością, występującą w około 3% zabiegów wykonywanych metodą podejścia przedniego i w 5% do 14% metodą podejścia przyśrodkowego [97]. W poprzednich doniesieniach wyszczególniono kilka przyczyn

nawrotów zwichnięcia, problemy z jego leczeniem oraz wyniki średnioterminowe [43].
W każdym rodzaju wrodzonego zwichnięcia, przyczynę niepowodzenia leczenia można znaleźć w jednym z poniższych przypadków: 1) w momencie redukcji; 2) w trakcie unieruchomienia; oraz 3) po unieruchomieniu. Po udanej otwartej redukcji wystąpiły dwie remislokacje, jedna w ciągu pierwszych trzech miesięcy mobilizacji, a druga po trzech miesiącach. Po udanej otwartej redukcji wystąpiły trzy podluksje, jedna w okresie unieruchomienia, jedna w ciągu pierwszych trzech miesięcy mobilizacji i jedna po trzech miesiącach. Mediana czasu do rozpoznania niewydolności wynosiła w sumie cztery miesiące, ale jedną z jednostronnych, prawych resocjalizacji, które operowały obustronne biodro, niepowodzenie w utrzymaniu redukcji można przypisać niewystarczającemu uwolnieniu tkanek miękkich lub niewystarczającemu oczyszczeniu struktur, które utrudniają redukcję. Nasze ustalenia w tych jednostronnych przypadkach są zgodne z innymi [38, 93]. Sugerujemy, że niewydolność techniczna, czyli niedostateczne uwalnianie tkanek miękkich, jest zazwyczaj przyczyną ponownej dyslokacji w zwichnięciach jednostronnych. W obustronnych zwichnięciach nie było oczywistej przyczyny i może być tak, że biologiczne zachowanie tych bioder jest w jakiś sposób odmienne.

Awaria kapsulorrhafii. U trzech pacjentów doszło do rozluźnienia i przerzedzenia przedniej kapsułki, co sugeruje, że pierwotna kapsułka pękła. Powodzenie naprawy kapsułki jest bardzo ważne w pierwszych kilku tygodniach po otwartej redukcji; nadmierne napięcie zastosowane przednie lub tylne może spowodować odwodnienie lub rozciągnięcie. Niedociągnięcie tylnej kapsułki może prowadzić do podwichnięcia tylnej części głowy, szczególnie jeśli jednocześnie wykonano osteotomię Saltera. Nasze ustalenia w tym zakresie zgadzają się z ustaleniami Bos i Sloffa [44] oraz McCluskeya i in. [90].
Wcześniejsze badania starały się wyjaśnić przyczyny ponownej dyslokacji biodra po otwartej redukcji, ale były ograniczone przez ich niewielkie rozmiary i niekontrolowany charakter. W większości przypadków przyczynę niepowodzenia przypisywano brakom technicznym, takim jak niedostateczne uwolnienie ścięgna psoasowego, więzadła panewkowego poprzecznego lub kapsułki inwazyjnej [13, 103]. Według naszej wiedzy, w żadnym z wcześniejszych badań nie omówiono radiologicznych predyktorów niewydolności i nie przedstawiono kontroli

porównawczych. W związku z tym czynniki ryzyka wystąpienia niewydolności po biegłej technicznie otwartej redukcji pozostają słabo poznane. Sugerujemy, że awaria techniczna jest zazwyczaj przyczyną ponownej dyslokacji w przypadku wszystkich kapsułek przedmedycznych w nienaruszonym stanie. Występowało odwrócone więzadło poprzeczne, ścisłe ścięgno psoasowe, odwrotne ułożenie limby i zagęszczenie przedniej kapsuły w pięciu przypadkach. Istniało odwrócone więzadło poprzeczne i bardzo ścisłe ścięgno esicy, odwrotna strona limby, zagęszczająca przednią kapsułę. Wykonano wszystkie biodra, które zostały oczyszczone z blizny; tenotomię przywodziciela; biodra wymagały uwolnienia ścięgna psoas, odwrotnego wiązadła poprzecznego; uwolnienie wiązadła poprzecznego było wymagane. Wszystkie biodra z drutem Kirschnera (Kwire) przechodziły przez głowę kości udowej do panewki. Biodra wymagały skrócenia kości udowej (średnio o 1,5 cm); od 10 i 12 tygodni po wielokrotnej otwartej redukcji należy wykonać derotacyjną osteotomię żylną w biodrach.

Chód Trendelenburga.

Wzór chodu Trendelenburga (lub gluteus medius lurch) jest nieprawidłowym chodem (jak w przypadku chodzenia) spowodowanym osłabieniem mięśni uprowadzającego kończyny dolnej, gluteus medius i gluteus minimus. Sayed et al .2012 [25] zgłosił 7 ze 109 bioder (6,4%), Basant. 2012 [103] przetworzył 3 z 35 (8,6%), a chód Trendelenburga znalazł się w końcowej grupie wyników klinicznych i jest nadal monitorowany. Nasza technika chirurgiczna z HZPO nie odsłaniała zewnętrznego stolika biodrowego, uraz mięśnia porywacza jest ograniczony, więc ujemny chód Trendelenburga, tylko 5 bioder (2,5%) z chodem Trendelenburga w tej pracy badawczej.

Coxa magna

Sakamaki.1979 [104] zgłosił powiększenie głowy kości udowej, które często obserwowane jest w rentgenografach podczas leczenia wrodzonego zwichnięcia biodra. Mierząc długości podłużne i poprzeczne zarówno głowy jak i szyi udowej uważali, że "coxa magna" powinna być zdefiniowana jako stan z powiększeniem wszystkich tych parametrów. Częstość występowania coxa magnawas 47% po redukcji otwartej, ale tylko 5% po redukcji zamkniętej. W większości przypadków coxa magna była widoczna roentgenograficznie około 10 miesięcy po redukcji otwartej. Gamble i wsp. 1985 [105] badali coxa magna po operacyjnym leczeniu wrodzonego zwichnięcia stawu biodrowego. Coxa magna została zdefiniowana jako głowa kości udowej o średnicy poziomej większej o co najmniej 15% od symetrycznego położenia po stronie przeciwnej. Coxa magna rozwinęła się w 16 biodrach (33%). Średni wzrost wyniósł 20,9% (zakres 15-30%). Trzy czynniki korelowały z coxa magna: osteotomia udowa (100%), otwarta redukcja (75%) oraz operacja w młodszym wieku (średnio 15,6 vs. 35,8 miesiąca). Imatani i wsp. 1995 [106] badali coxa magna po otwartej redukcji DDH w 47 biodrach u 47 chorych badano radiograficznie przez co najmniej 10 lat, a kolejne 20 bioder u 20 chorych badano arthrograficznie we wczesnym stadium po otwartej redukcji. Częstość występowania coxa magna, którą zdefiniowano jako głowę kości udowej o wielkości $\geq$ 20% większej od strony przeciwnej w następnej kolejności, wynosiła 34,0% i wydawała się być jednym z czynników pogarszających długoterminowe wyniki. Jedną z najważniejszych przyczyn coxa magna jest nadmierne poszerzenie pojemności panewki poprzez wycięcie limby; inną przyczyną jest inwazja chirurgiczna i zapalenie błony maziowej stawu biodrowego po operacji. W tej pracy badawczej były 4 biodra z Coxa magna po początkowej operacji oznacza 18 miesięcy.

Rozbieżność w kończynach dolnych

Rozbieżność kończyn dolnych jest problemem zarówno kosmetycznym jak i funkcjonalnym. Pięćdziesiąt sześć z 63 bioder z SIO miało wydłużenie kończyny dolnej, którego średnia wynosiła 0,47 cm. Może to być spowodowane większym przełożeniem pionowym z SIO. Nie wykonano żadnej innej interwencji u chorych, u których rozbieżność wynosiła mniej niż 1,5 cm [107]. W tej pracy badawczej rozbieżność długości kończyn stwierdzono również u 12 bioder (6,6%), która we wszystkich zarejestrowanych przypadkach była mniejsza niż 3 cm i nie wymagała dalszej interwencji chirurgicznej do czasu ostatniej wizyty kontrolnej. Odnotowano również, że więcej niż jedno z wyżej wymienionych powikłań miało miejsce w jednym biodrze. Niedobór długości nogi 1 cm: 168 (92,8%), Deficyt 2 cm: 12 (6,6%), Deficyt 3 cm: 1 (0,5%), oraz średnio 1,5 cm (1-3 cm). Porównując niedobór długości nogi w grupie podstawowej i w grupie skrócenia kości udowej nie stwierdzono istotnych różnic między tymi dwiema grupami (**Pvaluate** wynosi 0,6869).

Złamania nadkłykciowe kości udowej

Trzech pacjentów (1,7%) miało w tym badaniu powikłania podczas usuwania gipsu trzy miesiące po operacji, Złamanie to było leczone gipsem nadkolanowym, Ostateczny wynik kliniczny u tych pacjentów był sprawiedliwy. Złamania nadkłykciowe i międzykanałowe udowe obserwowane są rzadko po redukcji i w trakcie rehabilitacji. Długi czas unieruchomienia zaostrza osteoporozę i zwiększa ryzyko złamania. Ashley i wsp. [95] podali częstość ponadkręgowych złamań kości udowej jako 1,6% - .8%; Crellin [108] miał 7,6%; Hajdar [16] miał 5,4%.

Poprawa - Roentgenografia

Ocena radiologiczna wykazała, że HZPO dało [93] podobne wyniki do pierwotnej osteotomii. W bezpośrednim okresie pooperacyjnym wskaźnik acetabularny został przywrócony w granicach normy, a następnie nadal ulegał poprawie. Lin i wsp. [109] podali średnią 13° korekcji, natomiast Bohm i Brzuske [34] podali średnią 11,9° korekcji z osteotomią Saltera. Ito i wsp. [35] podawali średnią 16,4° poprawy wskaźnika acetabularnego. Średnia korekta o 18° w tej serii była porównywalna z opisaną w literaturze. Rab [110] oszacował, że osteotomia innominowana przez Saltera zapewnia około 15 stopni pokrycia bocznego i 25 stopni pokrycia przedniego, chociaż wielu klinicystów uważa, że można uzyskać większe pokrycie boczne. w tym badaniu było porównywalne z opisanymi w literaturze. W piśmiennictwie wskaźnik przemieszczenia przeszczepu waha się między 0% a 17% [32, 46]. W osteotomii zygzakowatej połączonej z alogratem włóknistym szybkość przemieszczania się przeszczepu wynosiła 0%. Ten pooperacyjny wynik przeszczepu może być wynikiem dbałości o weryfikację stabilności przeszczepu przy użyciu tej techniki. Początkowo zwiększony indeks panewkowy odzwierciedla brak normalnie zlokalizowanego nasady udowej i jej bodźca w panewce [111]. Może to wskazywać, że powikłanie to jest rzeczywistym niepowodzeniem poprzedniej zamkniętej i otwartej redukcji, a nie ponownej resocjalizacji, gdy w wartościach indeksu panewkowego musi pojawić się pewna poprawa panewki. Wskaźnik acetabularny w powtórzonej operacji wynosi 17,26° (zakres, 14,08°-19,35°), wykazaliśmy, że wskaźnik acetabularny nadal się poprawia i nie jest przyczyną ponownej dyslokacji lub resubluksacji. Pacjenci byli leczeni kolejnym zabiegiem otwartym w celu zmniejszenia przemieszczenia głowy kości udowej; był to często zabieg wymagający pod względem technicznym ze względu na gęste blizny. Badanie w znieczuleniu i badanie przesiewowe z użyciem wzmacniacza obrazu może być bardzo przydatne przed operacją. Artrografia jest często trudna z powodu blizn wewnątrzkomorowych. Tomografia komputerowa nie była stosowana rutynowo, ale jest bardzo przydatna w przypadku zniekształcenia struktury kostnej na radiografii ogólnej. Tomografia komputerowa może pokazać położenie i kształt głowy kości udowej w stosunku do panewki, a także kształt panewki, który po wcześniejszym leczeniu mógł zostać poważnie zniekształcony lub nawet zniszczony [112].

Referencje

1. **Ashly RK, Larsen LJ, James PM**. Zmniejszenie zwichnięcia biodra u starszych dzieci. *J Bone Joint Surg Am 1972*; **54-A**: 545-50.

2. **Zionts LE, MacEwen GD**. Leczenie wrodzonego zwichnięcia biodra u dzieci w wieku od jednego do trzech lat. *J Bone Joint Surg Am* 1986; **68-A**: 829.

3. **Mardam TH, MacEwen GD**. Wrodzone zwichnięcie biodra po wieku chodzenia. *J Pediatr Orthop* 1982; **2**: 478-86.

4. **Galpin RD, Road JW, Wenger DR, Herring JA, Birch JG.** Jednoetapowe leczenie wrodzonych wad bioder u starszych dzieci, w tym skracanie kości udowej. *J Bone Joint Surg Am* 1989; **7I-A**: 734-41.

5. **Ryan MG, Johnson LO, Quanbeck DS, Minkowitz B**. Jednoetapowe leczenie wrodzonego zwichnięcia biodra u dzieci w wieku od 3 do 10 lat: wyniki czynnościowe i radiologiczne. *J Bone Joint Surg* Am 1998; **80-A**: 336-44.

6. **Nakamura S, Ninomiya S, Takatori Y, Morimoto S, Umeyama T.** Długotrwały wynik rotacyjnej osteotomii panewkowej: 145 bioder przez 10-23 lata. *Acta Orthop Scand* 1998; **69**: 259-65.

7. **Ok IY, Kim SJ, Ok JH**. Leczenie operacyjne dysplazji rozwojowej stawów biodrowych u dzieci powyżej 8 roku życia. *J Pediatr Orthop* 2007; **16-B**: 256-61.

8. **Abdullah i wsp.** Ocena wyników leczenia operacyjnego dysplazji stawów biodrowych u dzieci po osiągnięciu wieku chodzenia. *Alexandria Journal of Medicine* 2012; **48**, 115-122.

9. Wrodzona i rozwojowa dysplazja stawu biodrowego. W: Canale T, redaktor. Cambell's operative orthopaedics. volume 2.9th ed. St. Louis, Boston, Chicago, Londyn, Toronto, Baltimore: CV Mosby Company; 1998. s. 1079-117.

10. Tachdjian MO. Deformacje kończyny dolnej. W: Tachdjian MO, redaktor, ortopedia dziecięca. tom 1.1 edycja. Philadelphia, London, Toronto: W.B. Sunders Company; 1972. s. 129-76.

11. Berkeley ME, Dickson JH, Cain TE, et al. Chirurgiczne leczenie wrodzonego zwichnięcia biodra u pacjentów w wieku od 12 do 36 miesięcy. *J Bone Joint Surg Am* 1984; **66**: 412-20.

12. Staheli LT. Rozwijająca się dysplazja stawów biodrowych. W: Staheli LT, redaktor, Praktyka ortopedii dziecięcej. rozdział 7.2 wydanie. Philadelphia, Baltimore, New York, London, Hong Kong, Sydney: Lippincott Williams i Wilkins; 2006. s. 166-81

13. Sankar WN, Young CR, Lin AG, et al . Czynniki ryzyka awarii po otwartej redukcji dla DDH: dopasowana analiza kohortowa. *J Pediatr Orthop 2011*; **31**: 232-9

14. Morin C, Rabay G i Morel G. Retrospektywna ocena dojrzałości szkieletowej czynników wpływających na skuteczność Nieinominowanej Osteotomii Saltera w biodrach wrodzonych zwichniętych, podluksiężycowych i dysplastycznych. *Journal of Pediatric Orthopaedics 1998;* **18** (2): 246-253.

15. Sarban S, Ozturk A, Tabur H, et al. Anteversion of the acetabulum and femoral neck in early walking age patients with developmental dysplasia of the hip. *J Pediatr Orthop B*. 2005; **14**: 410-414.

16. Haidar RK, Jones RS, Vergroesen DA, Evans GA. Simultaneous open reduction and Salter innominate osteotomy for developmental dysplasia of the hip. *J Bone Joint Surg Br. 1996;* **78**: 471-6.

17. Gulman B, Tuncay IC, Dabak N, Karaismailoglu N (1994). Salter's innominate osteotomy innominate in the treatment of congenital hip dislocation: a long-term review. *J Pediatr Orthop* ; **14**: 662-6.

18. Shih CH, Shih HN. Jednoetapowa kombinowana operacja wrodzonego zwichnięcia bioder u starszych dzieci. *J Pediatr Orthop 1988*; **8**: 535-9.

19. Chung SMK, Batterman SC, Brighton CT. Siła ścinania płytki epifizjologicznej kapitału ludzkiego. *J Bone Joint Surg Am 1976;* **58**: 94-103.

20. Suda H, Hattori T, Iwata H . Varus derotation osteotomy dla trwałej dysplazji we wrodzonym zwichnięciu biodra. *J Bone Joint Surg Br. 1995*; 77:756-61
21. Ogden JA, Gossling HR, Southwick WO . Poślizgnięta epifiza udowa po ipsilateralnym złamaniu kości udowej. *Clin Orthop 1975;* **110**: 167-170
22. Lahoti O, Turnbull TJ, Hinves BL. Rozdzielenie proksymalnej epifizy udowej po derotacyjnej osteotomii żylnej kości udowej. *J Pediatr Orthop 1998*; **18**: 662-664
23. Pauwels F. Biomechanika aparatury lokomotorycznej. Tłumaczenie: Maquet P i Furlong R. Berlin, etc: Springer-Verlag 1980.
24. Trevor DLJ i Fixen JA. Acetabuloplastyka w leczeniu wrodzonej dyslokacji biodra. *The Journal of Bone and Joint 1975;* **57-B (2):** 167-174.
25. Kessler JK, Stevens PM, Smith JT i Carroll KL. Use of Allografts in Pemberton Osteotomies," *Journal of Pediatric Orthopaedics 2001;* **21 (4):** 468-473.
26. Grudziak JS i Ward WT. Dega Osteotomia w leczeniu wrodzonej dysplazji biodra. *The Journal of Bone & Joint Surgery 2001; 83 (***6): 845-854.**
27. Wade JW, Alhussainan TS, Zayed AZ, Hamdi N i Bubshait D. Contoured Iliac Crest Allograft Interposition for Pericapsular Acetabuloplasty in Developmental Dislocation of the Hip: Technique and Short-Term Results. *Journal of Children's Orthopaedics 2010;*, **4 (5):** 429-438.
28. Malvitz TA i Weinstein SL. Closed Reduction for Congenital Dysplasia of the Hip: Functional and Radiographic Results after an Average of Thirty Years. *The Journal of Bone & Joint Surgery 1994; 76 (***12): 1777-1792.**
29. Weinstein SL, Mubarak SJ i Wenger DR. Developmental Hip Dysplasia and Dislocation: Część II. *The Journal of Bone & Joint Surgery 2003; 85 (***1): 2024-2035.**
30. Adam JC. Standardowa operacja ortopedyczna, wydanie trzecie, Churchill Livingstone, Edynburg, 1985 r.
31. Powiedział ME, Ahmed T, Fathy S, ZytonH . Effect of Dega acetabuloplasty and Salter innominateosteotomy on acetabular remodeling monitored by the acetabular index in walking DDH patients between 2 and 6 years of age: short- to middle-term follow-up. *J Child Orthop* 2012; **6 (6):** 471-7.

32. Bohm P, Brzuske A. Osteotomia solankowa jest stosowana w leczeniu dysplazji rozwojowej bioder u dzieci: wyniki siedemdziesięciu trzech kolejnych osteotomii po dwudziestu sześciu do trzydziestu pięciu latach obserwacji. *J Bone Joint Surg* [Am] 2002; **84-A**: 178-86.
33. Pemberton PA. Osteotomia perykapsularna ilium w leczeniu wrodzonego podwichnięcia i zwichnięcia biodra. *J Bone Joint Surg Am.* 1965; **47**: 65–86.
34. Salter RB, Dubos JP. Pierwsze piętnaście lat osobistego doświadczenia z wrodzoną osteotomią w leczeniu wrodzonego zwichnięcia i podwichnięcia biodra. *Clin Orthop* 1974; **98**: 72-103.
35. Tavares JO. Modified Pemberton Acetabuloplasty for the Treatment of Congenital Hip Dysplasia *J Pediatr Orthop* 2004; **24**: 501-507
36. Perlik PC, Westin GW, Marafioti RL. Kombinowana osteotomia miednicowa do dysplazji panewek u dzieci. *J Bone Joint Surg [Am]*. 1985; **67**: 842–850.
37. Hung NN. Revision of Outcomes and Complications Following Open Reduction, and Zigzag Osteotomy Combined with Fibular Allograft for Developmental Dysplasia of the Hip in Children. *Open Journal of Orthopedics 2016*; **6(7):** 184-200.
38. Barrett WP, Staheli LT i Chew DE. The Effectiveness of the Salter Innominate Osteotomy in the Treatment of Congenital Dislocation of the Hip. *The Journal of Bone & Joint Surger 1986*; 68 **(1): 79-87**.
39. **Lin CJ, Lin YT i Lai KA**. Intraoperative Instability for Developmental Dysplasia of the Hip in Children 12 to 18 Months of Age as a Guide to Salter Osteotomy. *Journal of Pediatric Orthopaedics 2000;* **20:** 575-578.
40. Bohm P i Brzuske A. Salter Innominują Osteotomię w leczeniu dysplazji rozwojowej bioder u dzieci: Wyniki siedemdziesięciu trzech kolejnych osteotomii po dwudziestu sześciu do trzydziestu pięciu latach obserwacji. *The Journal of Bone and Joint Surgery. American 2002;* **84:** 178-186.
41. Ito H, Ooura H, Kobayashi M i Matsuno T. Middle-Term Results of Salter Innominate Osteotomy. *Clinical Orthopaedics and Related Research* 2001; **387:** 156-164.
42. Harris NH, Lloyd-Roberts GC and Gallien R. Acetabular Development in Congenital Dislocation of the Hip Withs Special references to the indications for Acetabuloplasty and Pelvic or femoral realignment osteotomy. *Journal of Bone and Joint Surgery 1975*; **57-B (1)**: 46-52.

43. **Severin E.** Wkład w wiedzę na temat wrodzonej dyslokacji stawu biodrowego: późne wyniki zamkniętej redukcji i badania artrograficzne ostatnich przypadków. *Acta Chir Scand* 1941; **84 Suppl 63**: 142-163.
44. **Bos CFA** i Slooff TJ. Leczenie nieudanej redukcji otwartej w przypadku wrodzonej dyslokacji biodra. *Acta Orthopaedica 1984 ;* **55 (5):** 531-535.
45. **Wade WJ, Alhussainan TS, Zayed AZ, Hamdi N i Bubshait D.** Contoured Iliac Crest Allograft Interposition for Pericapsular Acetabuloplasty in Developmental Dislocation of the Hip: Technique and Short-Term Results. *Journal of Children's Orthopaedics 2010;* **4 (5):** 429-438.
46. **Marafioti RL i Westin GW.** Factors Influencing the Results of Acetabuloplasty in Children, *The Journal of Bone & Joint Surgery 1980;.* **62 (1):** 765-769.
47. **Lin CJ, Lin YT i Lai KL.** Intraoperative Instability for Developmental Dysplasia of the Hip in Children 12 to 18 Months of Age as a Guide to SALTER Osteotomy. *Journal of Pediatric Orthopaedics 2000;* **20 (5):** 575-578.
48. **Bohm P i Brzuske A.** Salter Innominować Osteotomię w leczeniu Dysplazji Rozwojowej Uderzeń Udowych u Dzieci: Wyniki siedemdziesięciu trzech kolejnych osteotomii po dwudziestu sześciu do trzydziestu pięciu latach obserwacji. *The Journal of Bone & Joint Surgery 2002: 84 (***1): 178-186**.
49. **Herold HZ.** Operacje ratownicze z powodu niepowodzenia poprzedniej operacji we wrodzonej dyslokacji biodra. *IsraelJournal of Medical Sciences* 1983: **19 (9):** 824-827.
50. **Beaty JH.** Wrodzone nieprawidłowości dolnej części kończyny. W: Canale, S.T., Ed., *Campbell's Operative Orthopaedics*, 10th Edition, Vol. 2, Mosby, St. Louis, 1042-1069. 2007.
51. **Witzleb WC, Stephan L, Krummenauer F, Neuke A, i Günther K-P.** Short-term outcome after posterior versus lateral surgical approach for total hip arthroplasty - a randomized clinical trial. *J Med Res.* 2009; **14(6):** 256-263.
52. **Karakas ES, Baktir A, Argun M, Turk CY.** Jednoetapowe leczenie wrodzonego zwichnięcia biodra u starszych dzieci. *J Pediatr Orthop* 1995; **15(3):** 330- 336.
53. **McKay DW.** Porównanie osteotomii okołokłopatkowej w leczeniu wrodzonego zwichnięcia stawu biodrowego. *Clin Orthop* 1974; **98**: 124-32.

54. Forlin E, Munhoz da Cunha LA, Figueiredo DC . Leczenie dysplazji rozwojowej bioder po wieku chodzenia z otwartą redukcją, skróceniem kości udowej i osteotomią panewkową. *Orthop Clin North Am* 2006; **37(2):** 149-160.

55. Umer M, Nawaz H . Developmental Dysplasia of Hip - Na czym stoimy. *J. Pak. Med. Assoc* 2008; **58:** 2-4

56. Ganger R, Radler C, Petje G, Manner HM, Kriegs-Au G, Grill F. Opcje terapeutyczne dla zwichnięcia rozwojowego biodra po wieku chodzenia. *J Pediatr Orthop B* 2005; **14(3):** 139-150.

57. Galpin RD, Roach JW, Wenger DR, Herring JA, Birch JG . Jednoetapowe leczenie wrodzonego zwichnięcia biodra u starszych dzieci, w tym skracanie kości udowej. *J Bone Joint Surg Am* 1989; **71 (5):** 734-741.

58. Vedantam R, Capelli AM, Schoenecker PL. Osteotomia Pembertona w leczeniu dysplazji rozwojowej bioder u starszych dzieci. *J Pediatr Orthop.* 1998; **18(2):** 254–258.

59. Wada A, Fujii T, Takamura K, Yanagida H, Taketa M, Nakamura T. Pemberton osteotomia na dysplazję rozwojową biodra u starszych dzieci. *J Pediatr Orthop.* 2003; **23 (4):** 508–513.

60. Szepesi K, Rigó J, Bíró B, Fazekas K, Póti L. Pemberton's pericapsular osteotomy w leczeniu dysplazji przewodowej. *J Pediatr Orthop B.* 1996; **5(4):** 252-258.

61. Ombredanne L. Precis Clinique et Operatoire de Chirurgie Infantile. Paryż: Masson; 1923.

62. Predrag K. i Ljubisa J : Combined Procedure of Open Reduction and Shortening of the Femur in Treatment of Congenital Dislocation of the Hips in Older Children. *Klinika. Ortopedia 1976.* **119**: 60-69

63. Klisic P, Jancovic L. Łączona procedura otwartej redukcji i skrócenia kości udowej w leczeniu wrodzonego zwichnięcia biodra u starszych dzieci. *Clin Orthop* 1976; **119**: 60-69.

64. Wenger DR, Lee CS, Kolman B (1995). Derotacyjne skracanie kości udowej dla zwichnięcia rozwojowego biodra: szczególne wskazania i wyniki u dziecka poniżej 2 lat. *J Pediatr Orthop*; **15:** 768-779.

65. Massie WK, i Howorth MB . Congenital Disloeationn of the hip. Część II. Wyniki otwartej redukcji jako Widziana we wczesnym okresie dorosłości. *J. Bone annd Joint Surg* 1951; **33-A**: 171-190.
66. Durham HA . Anteversion of the Femoral Neck in the Normal femur and Its Relation to Congenital Dislocation of the Hip. *J. Am. Med. Assn* 1915., **65**: 223-224.
67. Warndorf R. The Pathology amid Therapy of Congenital Dislocations of the Hip. Am. *J. Orthop. Surg* 1912, **10**: 241-261.
68. Badgley CE. Correlation of Clinical and Anatomical Facts Leading to a Conception of etiology of Congenital Hip Dysplssias. *J. Bone and Joint Surg* 1943; **XXV (3):** 503-523.
69. Hibbs RA. Anteversion of the Neck of the Femur in Conmrection witir Congennital Dislocationn of tyre Hip. *J. Am. Med. Assn* 1915; **65**: 1801-1802.
70. Farrell BP, Von Laskum HL, i Smith AD. Wrodzona dyslokacja biodra. A Report of Three Hundred and Ten Cases treated at the Nework Orthopaedic Dispensary and Hospital. *J. Bone and Joint Surg* 1926, **24**: 551-561.
71. Lorenz A. Kilka uwag na temat leczenia i po leczeniu wrodzonego zwichnięcia biodra. *Am. J. Orthop. Surg* 1905; **2**: 219-233
72. Bradford EH. The Treatment of Congenital Dislocatiomn of the hip. *J. Bone and Joint Surg.*1923; **5:** 76-98.
73. Soutter R, i Lovett RW. Wrodzona dyslokacja biodra. A Study of Two Hundred and Twenty-seven Dislocations. *J. Am. Med. Assn* 1924; **82**: 171-177.
74. Fairbank HAT. Wrodzone zwichnięcie biodra: ze szczególnym uwzględnieniem amlatomii. *British J. Surg* 1930**; 17:** 380-416.
75. Kumar S, Jain AK. Otwarta redukcja późnego, nie zmniejszonego, traumatycznego zwichnięcia tylnego biodra u dzieci. *Acta Orthop Scand 1999*; **70**:599-602.
76. Wang Y, Ji H. i Lu B. Analiza przyczynowa zmiany zwichnięcia po operacyjnej redukcji wrodzonej zmiany zwichnięcia biodra. *Chinese Journal of Reparative and Reconstructive Surgery*,1984; **12:** 28-30.
77. Wenger DR, Lee CS i Kolman B. Derotation Femoral Shortening for Developmental Dislocation of the Hip: Special Indications and Results in the Children Younger than 2 Years. *Journal of Pediatric Orthopaedics* 1955; **15**: 768-779.

78. Anda S, Terjesen T, Kvistad KA, et al . Acetabular angles and femoral anteversion in dysplastic hips in adults. *J Comput Assist Tomogr 1991.*; **15:** 115-120.
79. Fabry G, MacEwen GD, Shands AR . Skręty kości udowej: badanie kontrolne w warunkach normalnych i nieprawidłowych. *J Bone Joint Surg Am 1997.* ; **55**: 1726-1738.
80. Gunal T, Muratli HH, Hapa O, et al. Resztki deformacji osiowych płaszczyzny po rekonstrukcji stawu biodrowego dla dysplazji rozwojowej stawu biodrowego po wieku chodzenia. *J Pediatr Orthop B 2007.*; **16**: 84-89.
81. Eckhoff DG, Kramer RC, Alongi CA, et al. Femoral anteversion and arthritis of the knee. *J Pediatr Orthop.*1994 ; **14**: 608-610.
82. Reikeras O, Bjerkreim I, Kolbenstvedt A. Anteversion of the acetabulum and femoral neck in normalals and in patients with osteoarthritis of the hip. *Acta Orthopaedica Belgica.* 1983; **54:** 18–23.
83. Sarban S, Ozturk A, Tabur H, et al. Anteversion of the acetabulum and femoral neck in early walking age patients with developmental dysplasia of the hip. *J Pediatr Orthop B.* 2005; **14**: 410-414.
84. Edelson JG, Hirsch M, Weinberg H, i in. Wrodzone zwichnięcie biodra i komputerowa tomografia osiowa. *J Bone Joint Surg Br 1984*; **66B**: 472-478.
85. Sugano N, Noble PC, Kamaric E, et al. Morfologia kości udowej w dysplazji rozwojowej biodra. *J Bone Joint Surg Br* 1988; **80:** 711-719.
86. Massie WK, i Howorth MB. Congenital Disloeationn of the hip. Część II. Results of Open reduction as Seen inn early Adult Period. *J. Bone annd Joint Surg.*1951; **33-A**: 171-190.
87. Durham HA. Anteversion of the Femoral Neck in the Normal femur and Its Relation to Congenital Dislocation of the Hip. *J. Am. Med. Assn.* 1915; **65**: 223-224.
88. Sankar WN, Neubuerger CO i Moseley CF. Femoralanteversion in Developmental Dysplasia of the Hip. *Journal of Pediatric Orthopaedics*, 2009; **29**: 885-888.
89. Hibbs RA. Anteversion of the Neck of the Femur in Conmrection witir Congennital Dislocationn of tyre Hip. *J. Am. Med. Assn.* 1915; **65:** 1801-1802

90. McCluskey WP, Bassett GS, Mora-Garcia G, MacEwen GD. Leczenie nieudanej otwartej redukcji dla wrodzonego zwichnięcia biodra. *J Pediatr Orthop.* 1989; **9**: 633–639.
91. Kamath SU, Bennet GC (2005). Re-dislocation following open reduction for developmental dysplasia of the hip. *Int Orthop.* 2005; **29**: 191–194.
92. Hsieh SM, Huang SC. Leczenie dysplazji rozwojowej biodra po nieudanej otwartej redukcji. *J Formos MedAssoc* 1998; **97**: 763-769.
93. Morceunde JA, Meyer MD, Dolan LA, Weinstein SL. Long-term outcome after open reduction through an anteromedial approach for congenital dislocation of the hip. *J Bone Joint Surg Am,* 1997; **79**: 810-7.
94. Rafael E. Wrodzona dyslokacja biodra. A Review and Assessment of results of Treatment with Special Reference to Frame Reduction as Compared with Manipulative Reduction. *The Journal of Bone & Joint Surgery 1960; 42* **(2): 253-263.**
95. Ashley RK, Larsen LJ i James PM. Zmniejszenie zwichnięcia biodra u starszych dzieci. *The Journal of Bone & Joint Surgery,* 1972; 54 **(1): 545-** 550.
96. Salter RB, Kostuik J i . Dallas S. Nekroza naczyniowa głowy kości udowej jako komplikacja leczenia wrodzonego zwichnięcia biodra u małych dzieci: Badanie kliniczne i eksperymentalne. *Canadian Journal of Surgery 1969;* **12 (1):** 44-61.
97. Gager JR i Winter RB. Avascular Necrosis of the Capital Femoral Epiphysis as a Complication of Closed Reduction of Congenital Dislocation of the Hip. A Critical Review of Twenty Years' Experience at Gillette Children's Hospital. *The Journal of Bone & Joint Surgery `972*; 54 **(1): 373-388.**
98. Kalamchi A, MacEwen GD. Martwica naczyniowa po leczeniu wrodzonego zwichnięcia biodra. *J Bone Joint Surg Am 1980*; **62:** 876-888.
99. Al-Ghamdi A, Rendon J, Al-Faya F, Saran N, Benaroch T, Hamdy R. Dega osteotomia w celu skorygowania dysplazji panewkowej biodra: przegląd radiograficzny 21 przypadków. *J Pediatr Orthop* 2012; **32**: 113-120
100. Buchanan JR, Greer RB i... Cotler JM. Management Strategy for Prevention of Avascular Necrosis during Treatment of Congenital Dislocation of the Hip. *The Journal of Bone & Joint Surgery 1981; 63* **(1): 140-146.**

101. Domzalski M i Snyder M. Nekroza naczyniowa po leczeniu chirurgicznym dysplazji rozwojowej biodra. *International Orthopaedics 2004;* **28 (2):** 65-68.
102. Chidambaram S,. Abd-Halim ÅR, Yeap JK i Ibrahim S . Revision Surgery for Developmental of the Hip. *Medical Journal of Malaysia* 2006; **60, Suppl. C**: 91-98.
103. Basant KB . Wynik jednoetapowego leczenia dysplazji rozwojowej bioder u starszych dzieci. *IndianJ Orthop 2012*; **46(5)**: 548-555.
104. Sakamaki T. Badanie kliniczne nad coxa magna w trakcie leczenia we wrodzonym zwichnięciu stawu biodrowego. *Nihon Seikeigeka Gakkai Zasshi* 1979; **53(5)**: 491-504.
105. Gamble JG, Mochizuki C, Bleck EE, Rinsky LA. Coxa magna po Surgical Coxa magna po chirurgicznym leczeniu wrodzonego zwichnięcia stawu biodrowego. *J Pediatr Orthop* 1985; **5 (5):** 528-33.
106. Imatani J, Miyake Y, Nakatsuka Y, Akazawa H, Mitani S. Coxa magna po otwartej redukcji do rozwojowej zwichnięcia biodra. *J Pediatr Orthop 1959*; **15(3):** 337-41.
107. Beaty JH. Wrodzone anomalie kończyn dolnych. W: Canale ST, redaktor. Campbell's Operative Orthopaedics, Vol. 2. 10 ed. St. Louis: Mosby; 2007. s. 1042-69.
108. Crellin RQ. Innominate Osteotomy for Congenital Dislocation and Subluxation of the Hip: A Follow-Up Study. *Clinical Orthopaedics and Related Research* 1974; **98:** 171-177.
109. Lin CJ, Lin YT i Lai KA. Intraoperative Instability for Developmental Dysplasia of the Hip in Children 12 to 18 Months of Age as a Guide to Salter Osteotomy. *Journal of Pediatric Orthopaedics*, 2000; **20:** 575-578.
110. Rab GT. Biomechaniczne Aspekty Osteotomii Saltera. *Clinical Orthopaedics and Related Research*,1978; **132**: 82-87.
111. Albinana J, Morcuende JA i Weinstein SL. The Teardrop in Congenital
Zwichnięcie biodra zdiagnozowane z opóźnieniem. Badanie ilościowe. *The Journal of Bone and Joint Surgery. American 1996;* **78** : 1048-1055.
112. Fixsen JA. Anterior and Posterior Displacement of the Hip after Innominate Osteotomy. *The Journal of Bone and Joint Surgery. British 1987;* **69**: 361-364.

Rozdział 5. INNA OPIEKA I WNIOSKI

Błędy w technice chirurgicznej lub w osądzie

Większość przypadków nie uzyskania stabilnej redukcji przy pierwszej operacji była wynikiem błędów w technice chirurgicznej lub osądu. W wielu przypadkach wcześniejsze nacięcie skóry zostało umieszczone w miejscu, w którym bardzo trudno byłoby uzyskać odpowiednią ekspozycję, nawet pozwalającą na ewentualną migrację nacięcia wraz ze wzrostem. Podejście przedmedialne stosowano sporadycznie jako leczenie pierwotne otwartej redukcji wrodzonego zwichnięcia biodra, ze względu na jego bezpośredniość, prostotę i skuteczność u dzieci poniżej 2 roku życia [1, 2, 3]. Większość chirurgów ortopedów preferuje jednak podejście przednio-boczne, gdyż pozwala ono na wieczystą kapsulorografię i jednoczesną osteotomię miednicy. Limbektomia nie zawsze jest jednak konieczna i może wiązać się z rozwojem panewki, co wymaga wykonania zabiegów wtórnych [4, 5]. Takie podejście przed-boczne zostało wybrane w leczeniu wcześniejszej nieudanej redukcji otwartej [6, 7]. Wszyscy oni w swoich rewizjach chirurgicznych uznali, że problemem jest obszar podejścia przedsionkowo-walcowego. Na podstawie tych doświadczeń wybraliśmy podejście anteromedialne bezpośrednio do tego obszaru, chociaż podejście anterolateralne może być również przydatne i mniej wymagające technicznie. Podejście anteromedialne pozwala na uwolnienie przywodziciela długiego, przed otwartą redukcją, poprzez to samo nacięcie. Podejście to pozwala również na łatwe dotarcie do ścięgna psoas, więzadła poprzecznego i zwężonej kapsuły przedsionkowej [4, 7]. Te przeszkody przedsionkowo-medialne są częste w pierwszej otwartej redukcji i stanowią główny problem w niepowodzeniu otwartej redukcji [7]. U wszystkich naszych chorych po kapsułce przedniej stwierdzono obecność nieuszkodzonej kapsułki przedniej. Dzięki takiemu podejściu możliwe było również usunięcie zrostów wewnątrzkomorowych i oczyszczenie panewki [8].

W nowszym badaniu Chidambaram *i wsp.* [9] opisali 12 chorych (11 skierowań), którzy wymagali operacji rewizyjnej z powodu nieudanej redukcji otwartej. Większość niepowodzeń ponownie przypisywano niedostatecznemu uwolnieniu więzadła panewkowego poprzecznego i

niepełnej kapsulotomii. Większość chorych nie miała odpowiedniego uwolnienia tkanek miękkich lub wystarczającego prześwitu struktur, które utrudniają redukcję głowy do panewki. Obydwa te zabiegi mogą utrudniać ocenę prawidłowego położenia głowy kości udowej względem panewki i utrudniać kapsułkę. Powodzenie naprawy kapsułki jest bardzo ważne w pierwszych kilku tygodniach po otwartej redukcji; nadmierne naprężenie przyłożone do przodu lub do tyłu może spowodować odwodnienie lub rozciągnięcie. W wielu przypadkach rewizyjnych kapsułka była znacznie z bliznami, a odpowiednia kapsułka nie była możliwa. Musimy zrobić cienką kapsułkę, aby można było to zrobić. Brak dokręcenia tylnej kapsułki może prowadzić do podwichnięcia tylnej części głowy, szczególnie jeśli jednocześnie wykonano osteotomię. Nasze ustalenia w tym zakresie zgadzają się z ustaleniami Bos i Sbooffa [5, 6] oraz McCluskeya *i in.* [10].
Najczęstszą przyczyną niepowodzenia, na podstawie ustaleń z operacji rewizyjnej, była niewłaściwa ekspozycja i uwolnienie kapsułki dolnej i wiązadła panewkowego poprzecznego. Inne czynniki, które miały wpływ na niepowodzenie leczenia, to trudności z unieruchomieniem przyprawy korzennej i nadmierna derotacja kości udowej. W sumie niepowodzenie w utrzymaniu redukcji można było przypisać nieodpowiedniemu uwolnieniu tkanek miękkich lub niewystarczającemu oczyszczeniu struktur, które utrudniają redukcję. Fakt ten podkreśla konieczność przeprowadzenia otwartej redukcji DDH przez doświadczonych ortopedów dziecięcych.
Dwustronne zwichnięcia, leczone przede wszystkim w naszym ośrodku, nie miały definitywnej niedrożności tkanek miękkich, widocznej przy ponownej operacji, poza zrostami i tkankami pęcherzykowymi.
Podobnie jak we wszystkich poprzednich doniesieniach [6, 11], słabe końcowe wyniki kliniczne i radiograficzne odzwierciedlają liczne zabiegi wykonywane u tych dzieci w celu uzyskania stabilnej, koncentrycznej redukcji. Sugerujemy, że w przypadku zwichnięć jednostronnych przyczyną ponownego zwichnięcia jest zazwyczaj niewydolność techniczna, czyli niedostateczne uwolnienie tkanki miękkiej. W przypadku zwichnięć obustronnych nie było oczywistej przyczyny i może być tak, że zachowanie biologiczne tych bioder jest w jakiś sposób odmienne.

Referencje

1. **Kalamchi A i MacEwen GD**. Nekroza naczyniowa po leczeniu biodra. *The Journal of Bone & Joint Surgery 1980; 62:* **876-888**.

2. **Kleinberg S i Lieberman HS.** The Acetabular Index in Infants in Relation to Congenital Dislocation of the Hip. *Archiwum Chirurgii*, 1936; **32:** 1049-1054.
3. **Lin CJ, Lin YT i Lai KA**. Intraoperative Instability for Developmental Dysplasia of the Hip in Children 12 to 18 Months of Age as a Guide to Salter Osteotomy. *Journal of Pediatric Orthopaedics*, 2000; **20:** 575-578.
4. **Morcuende JA, Meyer MD, Dolan LA. i Weinstein SL.** Longterm Outcome after Open Reduction through an Anteromedial Approach for Congenital Dislocation of the Hip. *The Journal of Bone and Joint Surgery. American1997;* **79**: 810-817.
5. **Mankey MG, Arntz GT i Staheli LT** . Otwarta redukcja przez Medialne Podejście dla Wrodzonej Dyslokacji Biodra. Krytyczna ocena podejścia Ludloffa w Sixty-Six Hips. *The Journal of Bone and Joint Surgery. American 1993;* **75**: 1334-1345.
6. **Bos CFA i Slooff TJ.** Leczenie nieudanej redukcji otwartej w przypadku wrodzonej dyslokacji biodra. *Acta Orthopaedica Scandinavica* 1984; **5:** 531-535.
7. **Kershaw CJ, Ware HE, Pattinson R i Fixsen JA**. Rewizja Failed Open Reduction of Congenital Dislocation of the Hip. *The Journal of Bone & Joint Surgery 1993*; 75B: **744-749**.
8. **O'Hara JN, Bernard AA i Dwyer NS**. Early Results of Medial Approach Open Reduction in Congenital Dislocation of the Hip: Use before Walking Age. *Journal of Pediatric Orthopaedics* 1988; **8**: 288-294.
9. **Chidambaram S, Abd Halim AR, Yeap JK *et al.*** Revision Surgery for Developmental of the Hip. *Medical Journal of Malaysia*, 2005; **60:** 91-98.
10. **McCluskey WP, Bassett GS, Mora-Garcia G i MacEwen GD**. Leczenie nieudanej otwartej redukcji dla wrodzonej dyslokacji biodra. *Journal of Pediatric Orthopaedics* 1989; **9:** 633-639.
11. **Hsiech SM i Huang SC** . Treatment of Developmental Dysplasia of the Hip after Failed Open Reduction *Journal of the Formosan Medical Association 1998;* **97:** 763-769.

PODSUMOWANIE

1. Objawy kliniczne dysplazji rozwojowej stawu biodrowego (DDH) zależą od wieku dziecka i nasilenia tej nieprawidłowości.
2. Ważnymi czynnikami ryzyka dla DDH są płeć żeńska, ułożenie w drzewie oraz historia rodzinna DDH.
3. Badanie biodrowe powinno być wykonywane podczas każdej wizyty kontrolnej, aż do momentu, gdy dziecko będzie normalnie chodzić (zazwyczaj do drugiego roku życia).
4. Badanie na niestabilność bioder musi być wykonywane delikatnie, z niemowlęciem spokojnym i zrelaksowanym. Odczucie zwichnięcia lub zmniejszenia jest wyraźne i najlepiej opisać je jako "szarpnięcie" lub "zapięcie". Odczucie to różni się od łagodnego podskakiwania stawów lub pękania ścięgien.
5. Mniej specyficzne wyniki badań DDH obejmują asymetrię (długości kości udowej, fałdów skórnych czy chodu) oraz zmniejszony zakres ruchu.
6. W ciągu pierwszych czterech do pięciu miesięcy życia, ultrasonografia jest podstawową techniką obrazowania do oceny morfologii i stabilności biodra. Może ono być pomocne w potwierdzeniu wyników badania przedmiotowego, ocenie niemowląt z czynnikami ryzyka i podjęciu decyzji o leczeniu.
7. Zwykłe zdjęcia radiologiczne mogą być trudne do interpretacji w zależności od stopnia skostnienia; zwykle nie są pomocne przed ukończeniem trzech miesięcy.
8. Rozpoznanie DDH u młodych niemowląt stawia się zwykle poprzez badanie przedmiotowe wykazujące niestabilność bioder lub obrazowanie u niemowląt z czynnikami ryzyka.
9. Zalecamy, aby niemowlęta i małe dzieci, które mają niestabilność stawu biodrowego podczas badania (w każdym wieku), zostały skierowane do chirurga ortopedy, który ma doświadczenie w rozpoznawaniu i leczeniu DDH, w celu dalszej oceny i postępowania.
10. Sugerujemy, aby dwutygodniowe niemowlęta z niejednoznacznymi wynikami badań (np. brak dowodów na niestabilność, ale z zatrzaśnięciami stawów lub asymetrią ud) zostały skierowane do chirurga ortopedy w celu dalszej oceny i postępowania. Alternatywą jest wykonanie badania ultrasonograficznego w wieku od trzech do

czterech tygodni lub kontynuowanie obserwacji klinicznej niemowlęcia.

11. Dla dziewcząt z objawami choroby wrzodowej proponujemy wykonanie badania ultrasonograficznego (USG w wieku 6 tygodni lub zwykłe zdjęcie bioder i miednicy w wieku 4 miesięcy). Obrazowanie jest opcją dla dziewcząt z pozytywnym wywiadem rodzinnym oraz dla chłopców z prezentacją typu breech.

12. Pacjent ma więcej niż 12 miesięcy może być otwarta redukcja. Przed redukcją i koncentryczną głowicą pemoralną należy oczyścić panewkę i włożyć palec wskazujący, aby sprawdzić kapsułę i pokazać chrząstkę stawową.

13. Przed osteotomią Iliaka należy wykonać test stabilności (test Zadeh) jako pomoc w podjęciu decyzji o konieczności przeprowadzenia osteotomii w połączeniu z otwartą redukcją dysplazji rozwojowej biodra.

14. Uprowadzenie w gipsie korzennym było istotnie większe u chorych kontrolnych (średnio 50 stopni), co zmniejsza ryzyko wystąpienia osteonekrozy.

15. Osteotomia zygzakowata łącząca Allograft Fibular nie wykorzystuje drutu Kirschnera i autografu Iliac, więc bez ich powikłań; krótkie nacięcie, transfuzja krwi nie była wymagana w tym zabiegu, zmniejszają tempo chodu Trendelenburga.

Podziękowania

Jestem bardzo wdzięczny moim dwóm nauczycielom, prof. Bui Tungowi i prof. Nguyenowi Van Nhanowi, że pomogli mi przez lata prowadzenia badań naukowych i dorastania w mojej karierze.

Chciałbym podziękować pacjentom, którzy tak bardzo przyczynili się do tego projektu.

Jestem wdzięczny mojej żonie, Do Ngoc Yen, i moim dzieciom, HienTan i HongCuong, za to, że tolerowałem moje nieobecności w gabinecie, aby umieścić te wędrówki na komputerze.

Chciałbym podziękować asystentom badawczym na Oddziale Ortopedycznym Narodowego Szpitala Pediatrii, dr Hoang Hai Duc, dr Le Tuan Anh i dr Phung Cong Sang są bardzo wdzięczni za ogólną pomoc w przygotowaniu manuskryptów.

Artykuły te są o Hung Zygzak Osteotomii Miednicowej i połączone Fibular Allograft dla Developmental Dysplasia of the Hip in Children, zostały one opublikowane w międzynarodowych czasopismach medycznych.

1.. **Nguyen Ngoc Hung**. Wrodzona dyslokacja biodra u dzieci w wieku od jednego do trzech lat: Otwarta Redukcja i Zmodyfikowany Salter Innominować Osteotomię w połączeniu z Allograftem Fibularnym. *Open Journal of Orthopedics*. 2013; **3:** 137-152

2. **Nguyen Ngoc Hung**. Redislocation Following Zigzag Osteotomy Combined with Fibular Allograt for Dislocation of the Hip in Children. *Open Journal of Orthopedics*. 2016; **6 (4):** 86-97

3. **Nguyen Ngoc Hung**. Rewizja wyników i powikłań po otwartej redukcji i osteotomii zygzakowatej połączonej z algraftem włóknistym dla dysplazji rozwojowej biodra u dzieci. Otwarty *Dziennik Ortopedii*. 2016; **6 (7):** 184-200

4. **Nguyen Ngoc Hung, Hoang Hai Dus**. Review Outcome of Combined open Reduction and Femoral Shortening Osteotomy for Developmental Dysplasia of the Hip in Children. *International Journal of Orthopaedics*. 2017; **4 (1)**: 695-704

5. **Nguyen Ngoc Hung, Hoang Hai Duc, Nguyen Do Ngoc Hien.** Comparative Study Age at Time Operation between Younger and Older than 18 Months for Development Dysplasia of the Hip in Children. *Open Access Library Journal*. 2018;
5 (2): 1-5

6. **Nguyen Ngoc Hung, Hoang Hai Duc**. Wynik porównawczy pomiędzy Salter Innominate Osteotomy i Zygzak Osteotomy połączone Fibular Allograft dla Developmental Dysplasia of the Hip in Children. *Ortopedia EC*. 2018; **9 (4):** 42-63

Niektóre prace naukowo-badawcze autora zostały opublikowane

W międzynarodowych danych medycznych

BOOK.

Nguyen Ngoc Hung. Rozdział 2: Podstawowa wiedza o przeszczepianiu kości, w: Przeszczepianie kości, pod redakcją Alesandro Zoi i Joao Batisia de Miranda, w: Inteckbook. PP: 11-38. 2012

Artykuły.

Lista artykułów została opublikowana

1. **Hung Nguyen Ngoc** . Włóknisty mięsień deltoidalny u wietnamskich dzieci. Journal of Pediatric Orthopaedics B 2007, 16:337-344.
2. **Nguyen Ngoc Hung.** Użycie przewodu iliotibialnego do zwichnięć patelialnych u dzieci. J Child Orthop (2008) 2:343-351.
3. **Nguyen Ngoc Hung.** Osteotomia derotacyjna promienia proksymalnego i dystalnego wrzody w przypadku wrodzonej synostozy promieniowej. J Child Orthop (2008) 2:481-489
4. **Nguyen Ngoc Hung.** Skurcz adaptacyjny barku spowodowany włóknistą długą głową tricepsa u dzieci. J Child Orthop (2009) 3:243-249
5. **Nguyen Ngoc Hung** . Zastosowanie drutu śródściennego Kirschnera do leczenia wrodzonej pseudoarthrozy kości piszczelowej u dzieci. Journal of Pediatric Orthopaedics B (2009), 18:79-85.
6. **Nguyen Ngoc Hung.** Fenestracje kości korowych z ciągłym nawadnianiem antybiotykami w celu pośredniczenia w hematogenicznym zapaleniu kości piszczelowej u dzieci. Journal of Pediatric Orthopaedics B (2010); 19:497-506
7. **Nguyen Ngoc Hung.** Rozwidlony kciuk typu IV u dzieci: przenoszenie segmentu nadwzgórzowego palucha proksymalnego z założeniem ścięgna pollicis brevis porywacza. J Child Orthop (2010), 4:525-537

8. **Nguyen Ngoc Hung.** Analiza dwóch różnych technik w leczeniu sztywności kolana w fazie huśtawkowej z powodu włóknistego mięśnia prostego udowego u dzieci. Journal of Pediatric Orthopaedics B (2011), 20: 164-179.
9. Nguyen Ngoc Hung. Wrodzony pierścień zwężeniowy u dzieci: sinusoidalna plastyka połączona z usunięciem rowka włóknistego i fasciotomią. J Child Orthop (2012) 6:189-197
10. **Nguyen Ngoc Hung**, Congenital Club Foot in Children Younger than 24 Months: Decancelous Cuboid Combined with Selective Soft Tissue Release. Open Journal of Orthopedics (2012), 2, 94-110
11. **Nguyen Ngoc Hung**. Traumatyczne zwichnięcie biodra u dzieci. Journal of Pediatric Orthopaedics B (2012), 21:542-551
12. **Nguyen Ngoc Hung.** Wrodzona dyslokacja biodra u dzieci w wieku od jednego do trzech lat: Otwarta Redukcja i Zmodyfikowany Salter Innominować Osteotomię w połączeniu z Allograftem Fibularnym. Open Journal of Orthopedics(2013) , 3, 137-152
13. **Nguyen Ngoc Hung, Do Tan, Nguyen Do Ngoc Hien**. Patelarna dyslokacja spowodowana jatrogennym włóknieniem czworogłowym: wyniki leczenia operacyjnego w 54 przypadkach. J Child Orthop (2014) 8:49-59
14. **Nguyen Ngoc Hung, Do Tan, Nguyen Do Ngoc Hien**. Analiza dwóch różnych technik leczenia zwichnięć rzepki spowodowanych włóknistym mięśniem czworogłowym u dzieci. Open Access Library Journal (2014) Oct 16, 2014
15. **Nguyen Ngoc Hung**. Redislocation Following Zigzag Osteotomy Combined with Fibular Allograt for Dislocation of the Hip in Children. Open Journal of Orthopedics (2016) , 6 (4), 86-97.
16. **Nguyen Ngoc Hung**. Rewizja wyników i powikłań po otwartej redukcji i osteotomii zygzakowatej połączonej z alografią włóknistą dla dysplazji rozwojowej biodra u dzieci. Open Journal of Orthopedics (2016) , 6 (7), 184-200.
17. **Nguyen Ngoc Hung.** Iliotibialny transfer taśmy przywraca funkcję Extensora po zastosowaniu Quadricepsplasty dla sztywności kolana. Open Access Library Journal (2016) 29 września 2016 r.

18. **Nguyen Ngoc Hung, Do Tan, Nguyen Do Ngoc Hien**. Zastosowanie drutu Kirschnera w pediatrycznych złamaniach kości udowej z Osteogenezą Imperfecta. International Journal of Orthopaedics (2016); 3 (6): 672-683.
19. **Nguyen Ngoc Hung.** Kirschner Wire Fixation of Negyen Lateral Condylar Fracture of the Humerus in Children. Open Access Library Journal (2017) 20 stycznia 2017 r.
20. **Nguyen Ngoc Hung, Hoang Hai Duc**. Review Outcome of Combined open Reduction and Femoral Shortening Osteotomy for Developmental Dysplasia of the Hip in Children. International Journal of Orthopaedics (2017); 4 (1): 695-704.
21. **Nguyen Ngoc Hung, Phung Cong Sang, Vu Tu Nam** Osteotomia korekcyjna łokciowa i rekonstrukcja więzadła pęczkowego przez powięź lat w Zaniedbanym Monteggia Złamanie u dzieci. International Journal of Orthopaedics (2017); 4 (4): 802-810.
22. **Nguyen Ngoc Hung, Le Tuan Anh**. A Comparison of Outcome of Age at Time Surgery between Younger and Older than 8 Years Old in Children with Congenital Muscular Torticollis. Open Access Library Journal 29. (2017).
23. **Nguyen Ngoc Hung, Nguyen Do Ngoc Hien i Phung Cong Sang.** Open Reduction or Conservative Treatment for Congenital Radial Head Dislocation in Children. Ortopedia EC (2017); 8 (4): 125-140
24. **Nguyen Ngoc Hung, Le Tuan Anh i Nguyen Do Ngoc Hien**. Osteotomia klinowa z klinową osteotomią klinową zamkniętą połączona z Allograftem włóknistym dla przywodziciela śródstopia u dzieci. Ortopedia EC (2018); 8 (2): 42-63
25. **Nguyen Ngoc Hung, Hoang Hai Duc, Nguyen Do Ngoc Hien.** Comparative Study Age at Time Operation between Younger and Older than 18 Months for Development Dysplasia of the Hip in Children. Open Access Library Journal (2018) 28 lutego 2018 r. *Vol.5 No.2, 2018 r.*
26. **Nguyen Ngoc Hung i Hoang Hai Duc**. Wynik porównawczy pomiędzy Salter Innominate Osteotomy i Zygzak Osteotomy połączone Fibular Allograft dla Developmental Dysplasia of the Hip in Children. Ortopedia EC (2018); 9 (4): 42-63

27. **Nguyen Ngoc Hung i Nguyen Do Ngoc Hien** Chirurgiczne leczenie deformacji łopatki u dzieci Sprengel'a. Ortopedia EC (2019); **10 (2):** 95-109
28. **Nguyen Ngoc Hung i Nguyen Do Ngoc Hien** Wynik operacji między młodszym i starszym niż 12 miesięcy dla rozwoju Dysplazji Hipa. Ortopedia EC (2019); 10 (2): 375-388.
29. **Nguyen Ngoc Hung, Nguyen Do Ngoc Hien, Hoang Hai Duc.** The results of anterior open reduction approach for Developmental Dysplasia of the Hip in Children under 12 months old. International Journal of Orthopaedics (2019); 6 (4): 1132-1139

Kolibri 360 GmbH
Ferdinand-Jühlke-Straße 7
99095 Erfurt, Deutschland
produktsicherheit@kolibri360.de

Druck:
CPI Druckdienstleistungen GmbH
im Auftrag der
Kolibri 360 GmbH
Ferdinand-Jühlke-Str. 7
99095 Erfurt